LE HOQUET ÉPIDÉMIQUE

SA PATHOGÉNIE

SA THÉRAPEUTIQUE RATIONNELLE

STRASBOURG

IMPRIMERIE « L'ALSACIEN »

1921

Docteur PAUL KRITTER

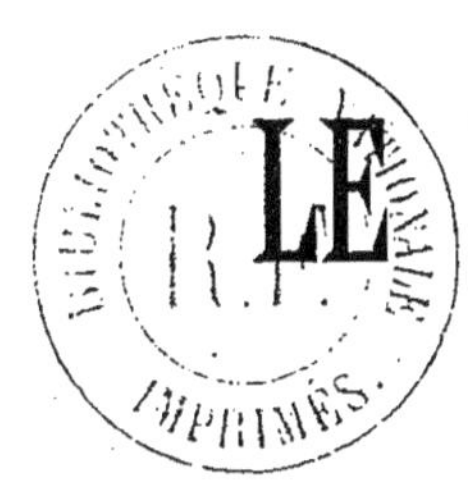

LE HOQUET ÉPIDÉMIQUE

SA PATHOGÉNIE

SA THÉRAPEUTIQUE RATIONNELLE

STRASBOURG

IMPRIMERIE « L'ALSACIEN »

1921

FACULTÉ DE MÉDECINE DE STRASBOURG

Doyen . . . . MM. WEISS O. ✻, ❁ I.
Assesseur . . . . BOUIN ✻, ❁ I.

Professeurs

Embryologie . . . . MM. ANCEL ❁ I.
Anatomie . . . . FORSTER ❁ A.
Histologie . . . . BOUIN ✻, ❁ I.
Physiologie . . . . MAYER ✻, ❁ A.
Physique biologique . . . . WEISS O. ✻, ❁ I.
Chimie physiologique . . . . NICLOUX ❁ I., ✠
Anatomie pathologique . . . MASSON ❁ A.
Pharmacolo ie, Médecine expéri-
   mentale . . . . AMBARD ❁ I.
Hygiène, Bactériologie . . . BORREL O. ✻, ❁ I.
Médecine légale . . . . . . CHAVIGNY O. ✻, ❁ I.
Clinique médicale . . . . . } BARD O. ✻, ❁ I.
                         BLUM Léon ✻, ❁ A.
Clinique chirurgicale . . . } SENCERT O ✻, ❁ I.
                         STOLZ ✻, ❁ A.
Clinique ophtalmologique . . . DUVERGER ❁ I.
Clinique dermatologique . . . PAUTRIER ✻
Clinique psychiatrique . . . . PFERSDORFF ❁ A.
Clinique neurologique . . . . BARRÉ ❁ A.
Clinique gynécologique et accou-
   chement . . . . SCHICKELÉ ❁ I.
Clinique oto-rhino-laryngologique CANUYT, chargé du cours.

Chargés de cours

MM. ARON Max ❁ A.   MM. REEB ❁ A.
    BELLOCQ ❁ A.   GELMA ❁ A.
    BLUM ✻, ❁ I.   SCHAEFFER ff.
    GUNSETT ❁ A.   ROHMER ❁ A.
    HAMM ❁ A.   SCHWARTZ ❁ A.
    BOEZ (Méd. d'argent épidémies).   STROHL, agrégé, ❁ A.
    HANNS ✻, ❁ A.   VAUCHER ❁ A.
    HUGEL ❁ A.   WEILL ❁ A.
    KELLER ❁ A.   GÉRY ❁ A.
    LICKTEIG ❁ A.

A LA MÉMOIRE DE MON PÈRE

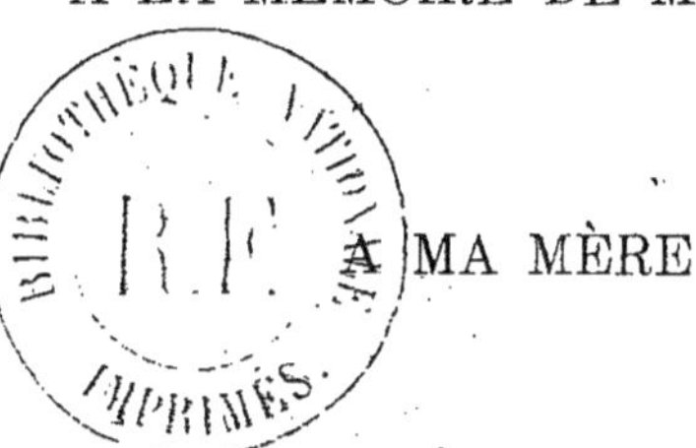

A MA MÈRE

A MON BEAU-FRÈRE ET A MA SŒUR

A MON AMI ANDRÉ TOPSENT

A MON AMI SAMUEL GIROD

A MON PRÉSIDENT DE THÈSE

Monsieur le Professeur L. Bard

Professeur de Clinique médicale à la Faculté de Médecine de Strasbourg
Membre correspondant de l'Académie de Médecine
Officier de la Légion d'Honneur

A MON MAITRE

Monsieur Paul Blum

Chargé de cours à la Faculté de Médecine de Strasbourg
Chevalier de la Légion d'Honneur

A MES JUGES

Au moment de consacrer l'achèvement de nos études, nous tenons à exprimer ici la joie que nous éprouvons de le pouvoir faire à la Faculté de Strasbourg. C'est là qu'en 1913 nous avions fait sous d'autres maîtres le premier pas dans la carrière médicale, c'est là que nous sommes revenus, dès que la paix et la réouverture des cours nous le permirent, c'est là qu'en 1914, alors que nous fuyions d'Alsace à travers les Vosges, nous souhaitions pouvoir revenir un jour recevoir de mains françaises le diplôme de Docteur en Médecine. Aujourd'hui que ce vœu va être exaucé, qu'il nous soit permis d'adresser ici l'expression de notre vive gratitude à Monsieur le Doyen et à Messieurs les Professeurs de la Faculté et tout particulièrement à Messieurs les Professeurs Bard, Stolz et Pautrier et à Messieurs les Chargés de cours, Paul Blum, Hanns et Hugel de qui nous avons reçu l'enseignement le plus profitable, celui de la Clinique.

Nous leur associons dans notre reconnaissance nos Maîtres de l'Ecole de Médecine de Grenoble, Messieurs les Docteurs Perriol, Directeur de l'Ecole, Salva, Professeur d'anatomie, Porte, Professeur de Clinique Médicale, Termier, Professeur de Clinique Chirurgicale et Martin Sisteron, Chef de Clinique Médicale qui dirigèrent pendant deux ans nos études et dont la cordiale bienveillance nous aida à supporter les soucis et bien souvent les angoisses.

LE HOQUET

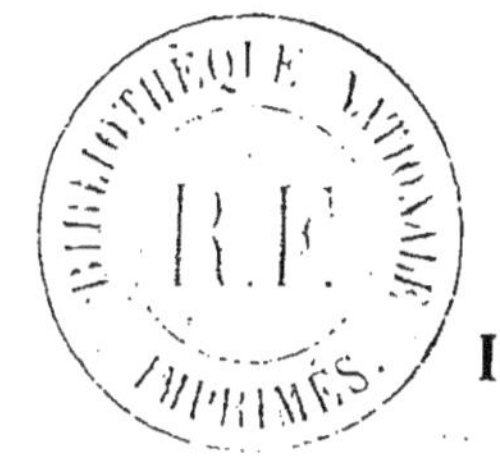

INTRODUCTION

Tout a été dit sur le hoquet : Aussi vieux, sans doute, que l'humanité elle-même, son histoire, nous le verrons, remonte aux plus anciens médecins ; depuis ce temps, et à toutes les époques, nombreux furent les savants qui s'attachèrent à son étude : chacun apporta ses remarques sur les maladies qui le provoquent, chacun voulut lui attacher une signification pronostique, chacun tenta d'expliquer le mécanisme de sa production. Ce ne furent bien longtemps qu'hypothèses plus ou moins ingénieuses, mais aujourd'hui, grâce aux progrès réalisés en physiologie, grâce aussi aux nouveaux moyens d'exploration clinique, le hoquet est un phénomène connu à fond, tant dans son étiologie que dans sa pathogénie et son mécanisme. Aussi n'est-ce pas une étude d'ensemble du hoquet que nous prétendons entreprendre ici. C'est sur un hoquet tout particulier que notre Maître, Monsieur le Docteur Paul Blum, a attiré notre attention. Nous voulons parler du Hoquet Epidémique, signalé un peu partout en 1920. Ce fut, hâtons nous de le dire, une épidémie généralement dénuée de gravité, mais survenant après la grippe de 1918 et l'encéphalite léthargique de 1919, elle ne tarda pas à se voir attribuer leur place dans les colonnes des journaux et acquit de la sorte en tant que „maladie nouvelle" une notoriété fort étendue. Le même succès de curiosité l'accueillit dans le monde médical et nombreuses furent les notes et les communications qu'elle suscita. De tous côtés les efforts les plus louables furent tentés pour élucider sa pathogénie et de ces recherches plusieurs théories sont nées. Mais il est à remarquer dès l'abord, que tous, rejetant la croyance populaire en une „maladie nouvelle", ont voulu trouver son origine dans l'une des deux épidémies récentes de grippe et d'encéphalite. Nous allons donc, après avoir résumé les notions anciennement acquises sur le hoquet et sa pathogénie, exposer les théories nouvelles et les cas sur lesquels elles s'appuient, nous y ajouterons quelques observations encore inédites, nous confronterons les théories avec les faits et terminerons en exposant, sans aucune prétention, bien entendu, l'opinion que nous avons acquise sur cette question d'actualité.

PHYSIOLOGIE PATHOLOGIQUE DU HOQUET

Le hoquet est essentiellement constitué par une contraction involontaire, brusque, spasmodique, tout à la fois du diaphragme et des muscles constricteurs de la glotte. L'abaissement brusque du diaphragme crée le vide intrathoracique, l'air est vigoureusement aspiré, mais s'engouffre difficilement au niveau de l'orifice glottique rétréci. Il en fait vibrer les lèvres et produit ce bruit singulier, connu de tous, qui frappa tout d'abord les observateurs et donna son nom au phénomène qui nous occupe.

Le mot *hoquet* semble provenir du bas-breton, *hik, hok*, onomatopée connue déjà en sanscrit et qui est l'origine probable du mot anglais *hikup*. Le mot allemand *schluchzen*, le mot alsacien *glucksen*, également des onomatopées, n'ont d'autres significations que le mot *Singultus* du latin, qui veut dire *sanglot*.

Si le mécanisme du hoquet en lui-même est parfaitement connu à l'heure actuelle, il n'en a pas toujours été ainsi.

Hippocrate a surtout étudié l'étiologie de cette manifestation. Il la considère comme gastrique uniquement et pose un pronostic mauvais. Il ne fait aucune recherche quant au mécanisme. Celse ne donne pas plus d'explications.

Le premier, Galien eut l'idée d'une contraction spasmodique des muscles de la respiration.

Puis le moyen âge est muet comme à l'ordinaire, et ce n'est que dans la seconde moitié du XVIIIᵉ siècle que de nombreux auteurs reparlent du phénomène qui nous intéresse. Sydenham y fait allusion dans sa „lettre sur l'affection hystérique"; Bœrhave définit le hoquet, „une convulsion de l'œsophage tirant en haut l'estomac et le diaphragme tandis qu'en même temps le diaphragme est subitement porté en bas par une contraction subite".

Au début du XIXe siècle, Mahon et les auteurs du *Compendium* furent du même avis, revenant à l'opinion d'Hippocrate que l'estomac serait le point de départ de ces secousses convulsives.

Hoffmann, le premier, vit ce point de départ dans le diaphragme et décrivit ce spasme pénible, interrompu, se produisant à l'inspiration avec une explosion sonore de l'air par la bouche. Haller enfin ajouta la notion du spasme glottique à celle de la contraction diaphragmatique, il comprit l'action de l'air inspiré sur les lèvres fermées de la glotte, et cette opinion fut précisée et longuement étudiée par Béclard. C'est elle qui a prévalu et qui est reconnue par tous aujourd'hui.

Cette conception a pu être élargie de nos jours grâce au concours d'appareils enregistreurs tels que le pneumographe, et les expériences de H. Roger et E. Schulmann ont tout particulièrement démontré que le hoquet est constitué par un double spasme, le premier inspiratoire, qui jusqu'à présent avait passé inaperçu et que la méthode graphique a révélé, le deuxième accompagné du bruit glottique.

Les observations furent complétées et confirmées par la radiographie. Elle permet de constater que chaque secousse est précédée d'un brusque soulèvement de la coupole diaphragmatique qui provoque ainsi un triple déplacement de l'estomac et de l'œsophage entraînés : Une élévation brusque, une descente brusque, une remontée plus lente.

Par suite de l'abaissement diaphragmatique, l'estomac subit tout spécialement une compression qui se traduit par une contraction réflexe de la musculature stomacale elle-même. Le passage d'aliments de l'estomac par le pylore en résulte, en même temps qu'il se produit une éructation qui fait échapper les gaz par l'œsophage.

Le hoquet ordinaire se produit en moyenne deux fois à la minute, mais cette fréquence est plus grande chez le malade agité, parlant, gesticulant, que chez le malade couché en parfaite résolution musculaire.

D'ordinaire il se déclanche à la fin de l'inspiration, mais ce mode est loin d'être la règle. Assez fréquents sont les spasmes avortés. Dans les intervalles, la respiration est rapide: 23 à 29 à la minute, elle est faible, amplitude de 4 à 12 mm., enfin elle est inégale et régulière.

Tel est, rapidement exposé, le mécanisme du hoquet.

Résultant d'une action simultanée du diaphragme et des muscles constricteurs de la glotte, le hoquet nécessite la mise en action des nerfs moteurs de ces muscles. Pour le diaphragme nous pouvons écarter les nerfs intercostaux dont l'action est à peu près négligeable et considérer comme intéressés les seuls nerfs phréniques.

Pour la glotte, l'action émane des nerfs récurrents, c'est-à-dire des pneumogastriques.

Voyons maintenant comment ces nerfs peuvent être excités. Ils pourront l'être le long de leur trajet, et dans les centres dont ils émanent. Encore faut-il remarquer que la seule excitation du bout périphérique du phrénique sectionné n'est capable d'amener que la contraction du diaphragme.

De même l'excitation du haut périphérique des récurrents ne déterminerait que l'occlusion de la glotte.

Pour qu'il y ait hoquet, il faut, en effet, une action synergique de ces deux nerfs.

Nous sommes ainsi amenés à considérer qu'il existe un centre du hoquet, comme il existe un centre respiratoire et un centre du vomissement. Ce centre, les recherches des physiologistes ne sont pas encore parvenues à lui assigner une position absolument définie, mais nous croyons que jusqu'ici tout tend à établir qu'il se trouve situé dans le plancher du 4e ventricule, près du bec du calamus, au voisinage des centres analogues du vomissement et de la respiration.

L'excitation éventuelle de ce seul centre suffirait donc à provoquer un hoquet typique. Nous y reviendrons tout à l'heure, car si ce mécanisme de production du hoquet est possible, il doit quand-même et de beaucoup céder le pas aux hoquets réflexes, déterminés par l'excitation en un point quelconque de leurs trajets, de l'un des deux nerfs pneumogastrique et phrénique ou de tous deux.

Avant de présenter un essai de classification des hoquets, il est bon de rappeler sommairement les quelques notions *d'anatomie* indispensables à la compréhension du mode de leur production.

Né du plexus cervical profond, le phrénique se rend d'abord dans la région latérale du cou en arrière du paquet vasculo-nerveux et sur son côté externe, collé à la face antérieure du muscle scalène antérieur sur lequel il est appliqué par l'aponévrose d'enveloppe de ce muscle. Au cours de ce trajet, il se trouve en rapport, en arrière, avec la colonne cervicale par l'intermédiaire des muscles prévertébraux, avec le paquet vasculo-nerveux et les chaînes de ganglions lymphatiques.

Plus bas, il pénètre dans la cage thoracique, se trouve en contact direct avec les plèvres médiastines et surtout avec le péricarde. Il fournit des rameaux au thymus, à la plèvre et au péricarde, puis, à la pointe du cœur, il pénètre dans le diaphragme, se ramifiant sur ses faces supérieures et inférieures et formant là le plexus diaphragmatique.

Plus bas, à la face inférieure du diaphragme, notamment à droite, le plexus diaphragmatique reçoit des filets sympathiques venus des ganglions cœliaques. Or, de ce plexus se détachent des filets nombreux qui ont presque tous une direction postérieure et se rendent au péritoine hépatique, au foie, à la capsule surrénale, au plexus solaire et aux plexus intestinaux.

Au cours de ce long trajet, le phrénique contracte des anastomoses très importantes, avec le sympathique en particulier. C'est ainsi qu'à son entrée dans le thorax, il donne un rameau qui se rend au ganglion cervical inférieur en passant au-dessous de l'artère sous-clavière.

Le pneumogastrique, lui, émerge du sillon latéral du bulbe, se dirige obliquement en haut, en dehors et un peu en avant vers le trou déchiré postérieur. Là, se coudant à angle droit, il traverse la base du crâne, s'engage dans la région cervicale antérieure où il descend en arrière des gros vaisseaux du cou dans l'angle formé par l'accolement de la jugulaire interne avec la carotide. Il pénètre ensuite dans le thorax où il suit un trajet vertical, traverse ensuite le diaphragme au niveau de son orifice œsophagien, et débouche alors dans la cavité abdominale, où il se termine, par de nombreux rameaux divergents, sur l'estomac, dans le foie et dans le plexus solaire.

Le pneumogastrique fournit aux régions qu'il traverse des branches nombreuses et importantes : le nerf laryngé supérieur et le laryngé inférieur, sur lequel nous reviendrons ; des rameaux cardiaques ; il forme les plexus œsophagien et pulmonaire ; dans l'abdomen le pneumogastrique gauche donne des rameaux gastriques et hépatiques, le droit des rameaux gastriques ainsi que des rameaux pour le plexus solaire et le ganglion semi-lunaire. Ces derniers nous font deviner l'importance de ce nerf au point de vue de la vie végétative qu'il gouverne grâce à ses rapports morphologiques et fonctionnels avec le sympathique.

Mais le nerf pneumogastrique est surtout important pour nous grâce à sa principale branche thoracique : le nerf récurrent ou laryngé inférieur.

Ce nerf a une origine différente à droite et à gauche, le récurrent droit naît au-dessous de l'artère sous-clavière, contourne cette artère en arrière et en haut en formant une anse qui embrasse le tronc artériel dans sa concavité, il remonte ensuite jusqu'au larynx en suivant la gouttière angulaire que limitent le bord droit de l'œsophage et la trachée. Le récurrent gauche se détache du pneumogastrique gauche au niveau du bord inférieur de la crosse de l'aorte, il contourne cette artère en formant une anse qui embrasse dans sa concavité la portion horizontale de la crosse de l'aorte. Le récurrent s'étend jusqu'au larynx en montant, sur la face antérieure de l'œsophage qui à ce niveau déborde à gauche la trachée.

Au cours de leurs trajets, les nerfs récurrents donnent 1° des rameaux cardiaques moyens qui s'anastomosent avec les rameaux cardiaques supérieurs et inférieurs du pneumogastrique et les rameaux cardiaques des trois ganglions cervicaux du sympathique. Tous ces rameaux convergent vers la crosse aortique, autour de laquelle ils s'anastomosent pour constituer le plexus cardiaque ; 2° des rameaux œsophagiens trachéens, pharyngiens et laryngés.

Ce court aperçu anatomique nous guidera maintenant dans l'étude étiologique que nous essayerons de faire.

Examinons tout d'abord les causes pouvant agir sur les centres.

Ces causes sont nombreuses et agissent de façons très diverses. Nos recherches bibliographiques nous permettent de les classer en causes d'ordre mécanique, d'ordre toxique, d'ordre infectieux, d'ordre anoxhémique, enfin en causes à point de départ cortical.

Short[1] a vu le hoquet succéder à un traumatisme, c'est-à-dire à une influence mécanique d'origine externe. Ce traumatisme avait porté sur la région mastoïdienne, ce qui permet d'établir la comparaison avec le choc céphalo-rachidien de la commotion cérébrale. Le contre-coup, la transmission des pressions ne peuvent-ils agir sur cette pointe du calamus où nous supposons situé le centre du hoquet ?

Dans d'autres cas, l'action mécanique naît à l'intérieur du cerveau lui-même qui peut présenter une tumeur, gomme ou tubercule. Des cas de hoquet dus, par exemple, à une hémorrhagie cérébrale avec inondation ventriculaire, à un tubercule de la protubérance ou survenant au cours d'affections encéphalitiques ont été maintes fois signalés par les auteurs contemporains.

Envisageons maintenant les causes toxiques du hoquet et passons en première ligne à la question des auto-intoxi-

---

[1] Short, Gazette médicale, 1833.

cations, des poisons endogènes qui prennent à l'heure actuelle une importance de plus en plus grande.

Dans l'urémie, le hoquet prend souvent l'allure d'un phénomène dominant, isolé, pouvant nous faire croire à un hoquet idiopathique, si nos investigations sur les antécédents du malade et les symptômes morbides peu évidents à première vue ne sont pas faites consciencieusement; si surtout l'analyse des urines est omise, l'importance de ce phénomène, avant-coureur de la grande crise urémique, peut nous échapper.

Il n'en est pas tout à fait de même dans l'auto-intoxication gravidique où le hoquet est un épiphénomène dont l'origine est plus facile à déceler, comparable, si l'on veut, aux vomissements incoercibles dont le centre se trouve probablement tout proche de celui du hoquet, mais ici aussi il peut nous faire craindre des accidents urémiques, nous voulons dire la crise d'éclampsie.

Des hoquets causés par des poisons d'origine exogène ont été signalés dès la première moitié du siècle dernier. M. Huchard explique le hoquet tabagique qui est assez fréquent par le spasme diaphragmatique dû à la nicotine. Le plomb peut avoir une action toute analogue bien mise en lumière par Tanquerel des Planches.[1] Enfin nul n'ignore les effets de l'alcool tant sur les centres bulbaires que sur le tube digestif, et le hoquet alcoolique est peut-être un des plus communs.

Le hoquet se montre fréquemment au cours des maladies infectieuses, des aiguës comme des chroniques. Nombreux sont les auteurs qui en parlent dans leurs leçons sur la fièvre typhoïde et qui ont étudié cette manifestation importante au point de vue du pronostic. Signalons les travaux de Nosereau,[2] Camerer,[3] Daureillau,[4] Bouchis[5] et

---

[1] Tanquerel des Planches, « Traité des maladies du plomb », Paris 1839.
[2] Nosereau, Journal de médecine, 1785.
[3] Camerer, Gazette médicale de Paris, 1850, 3e série, t. 5, p. 627.
[4] Daureillan, Thèse de Bordeaux, 1895.
[5] Bouchis, Thèse de Paris, 1901.

Graves.[1] En général, le hoquet typhique n'apparaît que vers la fin de la première quinzaine de l'affection et plus fréquemment au cours de certaines épidémies,[2] revêtant une allure continue ou intermittente, accompagné parfois de douleur plus ou moins pénible dans la région du médiastin. Dieulafoy admet que le hoquet est un signe fâcheux car il apparaît en même temps que l'inflammation du péritoine, mais cette opinion n'est pas celle de Chantemesse et Courtade (Congrès international d'Hygiène de Madrid 1898) qui croient à l'action des toxines typhiques sur les centres bulbaires. L'intensité du hoquet traduit souvent la profonde intoxication de l'organisme, il fatigue le malade déjà affaibli en l'empêchant de dormir et il est considéré comme étant d'un pronostic fatal quand il s'accompagne d'aggravation des symptômes généraux.[3]

Mais la fièvre typhoïde n'est pas la seule pyrexie présentant le symptôme auquel nous nous intéressons. Chambard-Hénon[4] le cite à propos d'un cas de scarlatine chez un adulte, et ce cas nous ramène à l'intoxication urémique; en effet, ce malade présentait de l'oligurie et un certain degré d'insuffisance rénale.

Trousseau signale le hoquet à la période algide du choléra, on l'a vu dans la fièvre jaune, le scorbut, la rage, il a été cité à plusieurs reprises au moment des accès fébriles du paludisme.

Enfin il peut accompagner le tabès, soit à la période préataxique (observations de Daunic[5]), soit à la période avancée ou nous pouvons comparer son mécanisme à celui des crises laryngées dues à une altération du bulbe au niveau des noyaux d'origine des nerfs pneumogastrique et spinal.

L'anémie des centres nerveux dans les cachexies, à la suite d'hémorragies abondantes, ainsi que l'intoxication

---

[1] Graves, Leçons de clin. méd., trad. Jaccoud 1863, t. II, p. 176.
[2] On cite l'épidémie d'Islande de 1817 à 1827.
[3] Chomel, Traité de pathol. gén., p. 526.
[4] Chambard-Hénon, Lyon médical, 1890, t. 3, p. 50.
[5] Daunic, Gazette médicale chirurgicale de Toulouse, 1892, p. 201.

carbonée à l'agonie semblent être la cause des hoquets qui surviennent en ces occasions. Au cours d'une hémorragie, on en a observé après la délivrance; il précède parfois la syncope, et Debout a étudié avec un soin tout particulier celui qui a précédé la mort. Différant un peu du hoquet habituel, il est plus faible, plus superficiel, consistant en une succession d'inspirations doubles et suivies d'une expiration prolongée.

A côté de ces variétés de hoquets d'origine centrale, doivent prendre place ceux dont le point de départ est dans la corticalité elle-même sans lésions décelables jusqu'ici par nos faibles moyens d'investigation. Nous voyons survenir le spasme diaphragmatique chez les jeunes gens entachés de névropathie, les choréiques et les épileptiques, mais nous nous demandons s'il n'est pas toujours plus ou moins une manifestation hystérique de ces dégénérés. Au cours de l'hystérie, en effet, le hoquet est mentionné par de nombreux auteurs, mais, comme toujours, il s'en préoccupent fort peu et l'édudient à peine.

Autrefois complètement inconnu — Hippocrate et Galien n'y font pas allusion —, Sydenham, le premier, cite le hoquet hystérique. Bœrhave, peu après, signale une épidémie restée fameuse à l'Hôpital de Harlem. Plus tard, Baulieu croit à l'action de l'auto-suggestion et de l'imagination, disant que „les hommes eux-mêmes ne sont pas exempts de ces effets de l'imagination".

En 1846, Landouzy[1] rapporte une observation de Kumedy: une jeune malade de 13 ans, en proie à des crises nerveuses, les voit régulièrement précéder d'une aura accompagnée de hoquet. Brachet, en 1857, signale une observation analogue, et à Briquet revient l'honneur d'avoir décrit, en 1859, les particularités du hoquet hystérique et d'avoir mis en relief ses caractères de ténacité et d'intensité. Lasègue précise également l'histoire clinique du hoquet

------

[1] Landouzy, Traité de l'hystérie, p. 54—60.

hystérique. Huchard[1] l'observe, et Charcot[2] établit que les spasmes respiratoires hystériques sont les uns expiratoires et faits sur le modèle de la toux, les autres inspiratoires et faits sur le modèle du hoquet. M. Babinski, enfin, admet que l'hystérie peut produire le hoquet.

Passons maintenant au hoquet d'origine périphérique d'un intérêt pratique peut-être plus grand encore. Le fait est évident; dans un assez grand nombre de cas, l'excitation du phrénique seul peut produire un hoquet; on l'a vu survenir au cours d'une névrite phrénique, à la suite d'une luxation des vertèbres cervicales; il se retrouve surtout dans les compressions chroniques de ce nerf; nous trouvons relaté, dans la Presse Médicale du 30 juin 1920, l'autopsie d'un malade tuberculeux ayant eu régulièrement des accès de hoquet durant plusieurs heures; une adénopathie hilaire englobait le phrénique.

C'est une notion datant de Guéneau de Mussy[3] que la fréquence du hoquet au cours des pleurésies diaphragmatiques; et tous les auteurs se rattachent à son opinion, admettant les caractères particuliers de ce spasme; il est tout particulièrement douloureux, la sensation de déchirement à la base du thorax est atroce — de plus, il arrive qu'on puisse le provoquer en appuyant la main dans la région épigastrique du malade.

La péricardite provoque fréquemment le hoquet par mécanisme comparable au précédent. Les auteurs sont d'accord pour dire qu'il est dû non seulement à des effets de compression, mais vraisemblablement aussi à une véritable névrite. En effet, les points douloureux caractéristiques sont constatables à la pression. Toute cause de gêne dans la révolution diaphragmatique influencera évidemment le nerf de ce muscle et pourra produire le réflexe. Notons la splénomégalie, la gestation, l'abcès sousphrénique.

---

[1] Huchard, Union méd., févr. 1876.
[2] Charcot, Sem. méd., 15 sept. 1886.
[3] Guéneau de Mussy, Clinique médicale, t. I, 1876 — Archives générales de médecine, 1879, p. 4.

Les affections du tube digestif et de l'appareil génito-urinaire peuvent provoquer une excitation portant exclusivement sur le système pneumo-sympathique. On a signalé le hoquet à l'occasion d'un corps étranger de l'œsophage; parfois c'est un rétrécissement organique qui en est la cause. Lorsque, au contraire, il n'est question que d'un rétrécissement spasmodique[1], il faut faire intervenir l'influence de l'hystérie, influence déjà décrite plus haut. Quelques fois l'ulcération d'un néoplasme œsophagien ou stomacal — le plus souvent de la région du cardia — irrite la muqueuse, provoque le réflexe, et ce hoquet tenace augmente encore la difficulté de l'alimentation du malade qui déjà se trouve sur la pente de la cachexie. Accident fréquent pendant l'évolution des affections génito-urinaires, le hoquet a souvent été décrit au cours des néphrites, des cystites, des prostatites, plus souvent encore au cours des métrites, de l'aménorrhée, des salpingites. Quel que soit le réflexe intérieur ou à point de départ péritonéal, il est dû à l'excitation des rameaux terminaux du pneumogastrique.

Dans les phrases qui précèdent nous avons essayé de déterminer les cas où l'action se porte séparément soit sur le phrénique, soit sur le pneumo-sympathique. Mais, autrement fréquente est l'excitation des deux groupes simultanément. Le long trajet du phrénique dans le thorax, l'importance des récurrents, expliquent facilement que le hoquet soit un des éléments du syndrôme médiastinal et en première ligne intervient l'effet des compressions : dans l'anévrysme de l'aorte, même dans le rétrécissement mitral, „soit dans l'oreillette gauche devenue très volumineuse, soit par les ganglions trachéobronchiques hypertophiés" (Collet[2]).

Avec les compressions, la distension et l'irritation des fibres terminales du vague constituent le mode d'action habituel des affections abdominales et peuvent s'ajouter parfois à la gêne diaphragmatique due à l'irritation des rameaux du phrénique. C'est ce qui se produit, par exemple,

---

[1] Andral, Annales de méd. d'Omodéi, 1823.
[2] Collet, Path. int., 1914, t. II, p. 374.

dans l'occlusion intestinale. La dysenterie irrite les terminaisons nerveuses au niveau même des ulcérations; Cavasse [1] cite le cas d'un enfant qui souffrit pendant des mois d'une pénible hoquet incoercible. L'expulsion d'un paquet de lombrics à la suite de l'administration d'un purgatif le guérit.

Est-il besoin d'insister sur la fréquence du symptôme hoquet au cours des péritonites? On peut aller plus loin et affirmer qu'il ne manque jamais, qu'il apparaît avec les signes de la fin et fait penser à une issue fatale de la maladie. Il est plus rare dans les inflammations abdominales, plus localisé dans le kyste de l'ovaire ou du pancréas. Quoi qu'il en soit, il est souvent signalé, et Hippocrate, déjà, en faisait un signe de mauvais augure au cours des affections hépatiques. On le rencontre dans la lithiase biliaire, dans l'ascite, dans les hépatites et surtout au moment des crises de coliques hépatiques, et c'est toujours la théorie de l'action réflexe, déjà exposée par Monneret [2], qui reste la plus vraisemblable.

---

[1] Cavasse, Gazette des Hôpitaux, 1867.
[2] Monneret, Patho. gén., t. III, p. 417.

HISTORIQUE DE LA QUESTION

Telle est, exposée avec nos faibles moyens, la pathogénie du hoquet d'après les études faites pendant les siècles qui ont précédé le nôtre. Voyons maitenant quelles sont les théories nées de la récente épidémie qui a attiré sur ce symptôme jusqu'ici négligé l'attention de tout le monde médical.

L'éclosion de cette épidémie semble s'être faite à Vienne, en Autriche, dans l'hiver 1919—1920; puis elle est signalée à Paris, en février, par Dufour[1] et Bénard[2]. Depuis, l'attention des médecins est attirée vers ce symptôme autrefois méprisé et ils en signalent de part et d'autres des cas nombreux, soit isolés[3], soit en séries à allure épidémique. En général, les hommes jeunes, dans la force de l'âge, sont plus atteints que les femmes; les cas sont assez nombreux pour qu'il soit impossible de croire à une coïncidence. Tous les auteurs sont d'accord aussi pour limiter la durée moyenne de l'affection à 2 à 4 jours, rarement 8 à 10 jours. Parfois le hoquet continue nuit et jour, rendant l'alimentation impossible; parfois il revient, au contraire, à heures fixes durant quelques jours. La plupart des malades ne sont pas des habitués du hoquet banal et ne peuvent relever dans leur passé un hoquet analogue. Chez un grand nombre de sujets, le hoquet paraît avoir été l'unique manifestation morbide au cours d'une santé générale en tous points excellente; — chez d'autres, la crise singultueuse avait été précédée de quelques jours d'enchifrènement, de

---

[1] Dufour, « Le hoquet épidémique », Soc. méd. des Hôp., 30 janv. et févr. 1920.

[2] M. Bénard, Soc méd. des Hôp., 20 févr. 1920.

[3] M. P. Lafosse, 24 déc. 1920, signalé à la Soc. méd. des Hôp.

rhume de cerveau, voire même de bronchite ; d'autres, enfin, présentent des troubles gastriques, tantôt bénins, indéfinissables, tantôt plus accentués : douleur épigastrique avec nausées et vomissements.

Le premier[1] en date qui signale le hoquet, le décrit comme suit : „Très nombreuses furent les personnes soudainement atteintes, sans autres préliminaires morbides, d'attaques pénibles de singultus, attaques qui duraient des heures et même des jours entiers, qu'aucun traitement ne parvenait à maîtriser et qui cessaient spontanément au bout de quelques jours. J'ai vu un cas pareil qui dura un mois entier, le malade n'avait chaque jour que quelques heures de répit. Cette maladie n'eut pas de suites graves". L'auteur ne se risque pas à formuler une théorie, pourtant il ajoute „que l'épidémie du hoquet fût déjà un précurseur de cette encéphalite avec localisation particulière dans le domaine du Vagus Phrénicus, il n'est pas possible de le dire". On est plus catégorique à la Société Médicale des Hôpitaux.

Le 30 janvier 1920, M. H. Dufour[2] rapproche des formes d'encéphalite les cas du hoquet qu'il a rencontrés avec une fréquence insolite deux mois auparavant. Le 20 février, M. Bénard „n'hésite pas à ranger parmi les manifestations myocloniques le singultus et, d'autre part, à considérer le hoquet épidémique comme une forme larvée de l'encéphalite léthargique". M. Sicard[3], peu après, défend cette manière de voir. Il a étudié, avec M. Paraf[4], 27 cas de hoquet ; pour lui, la crise est parfois précédée de courbature, de lassitude, de tension épigastrique, d'un malaise d'ensemble avec fébricité légère ; le malade est surpris au cours d'un état général parfait, au milieu de la

---

[1] C. Economo, « Considération sur l'épidémiologie de l'encéphalite léthargique et sur ses différentes formes », Archives Suisses de Neurologie, vol. VI, fasc. 2, p. 276.

[2] J. Lhermitte, « Le hoquet épidémique — forme singultueuse de l'encéphalite épidémique », Presse médicale, 18 déc. 1920.

[3] M. Sicard, Soc. méd. des Hôp., 24 déc. 1920.

[4] Paraf, Soc. de Neurologie, 2 déc. 1920.

vie professionnelle. La température de 37°8 au premier jour, monte à 38° au deuxième — la pression artérielle est abaissée chez un des malades, les urines ne contiennent ni sucre, ni albumine, le liquide céphalo-rachidien est normal — le malade ne présente ni troubles visuels, ni pupillaires, pas de diplopie ; les réflexes tendineux sont normaux aux membres supérieurs et inférieurs.

De nombreuses observations sont rapportées ; citons comme exemples la malade soignée à Sarrebruck par le Dr Baur, elle était atteinte d'encéphalite léthargique alors que son mari et son beau-frère avaient le hoquet — ou le malade de 62 ans, vu en province par le professeur Lemierre. Cet homme souffrait d'encéphalite épidémique caractérisée par des douleurs intercostales très vives, des secousses myocloniques, du délire, de l'insomnie, de la rétention d'urine. Or, le domestique de ce malade avait eu, le mois précédent, le hoquet pendant trois jours.

Le 24 décembre 1920, M. Sicard[1] fait présenter par son interne „quinze cas de hoquet persistant" : Pendant 2 à 3 jours, les malades présentaient des signes de catarrhe oculo-nasal assez marqué et, pour la plupart, continuaient à vaquer à leurs occupations. Trois seulement se sont arrêtés et ont pris leur température qui ne s'élevait pas à plus de 37°7. Il survenait alors de l'inappétence, une sensation de fatigue anormale qui frappait particulièrement le malade ; quelquefois des vomissements alimentaires, voire même bilieux, quelquefois aussi de la diarrhée... puis, vers le 4e jour, le hoquet s'installait, se répétait 6, 8, 10 fois par heure et surtout 10, 12, 18 heures de suite (un cas). Le hoquet arrivait à se calmer la nuit et ne gênait pas le sommeil, mais se répétait le lendemain au réveil. Pendant qu'il existait, il n'a pas été observé de température supérieure à 38°.

A cette même séance, M. Achard raconte qu'un de ses élèves, à Amiens, avait été pris de hoquet pendant 24 heures et que sa domestique avait été atteinte en même

---

[1] Soc. méd. des Hôp., 10 déc. 1920.

temps. Or, il avait soigné, 4 jours avant, un malade atteint lui-même de hoquet au cours d'un état grippal.

Quant à l'interprétation que M. Sicard donne à ces faits, citons ses propres termes à la Société Neurologie : „Il n'est pas besoin d'insister sur le rapprochement clinique qui s'impose entre de telles secousses diaphragmatiques isolées et celles qui font partie le plus souvent intégrante du tableau beaucoup plus dramatique de l'encéphalite léthargique. Le hoquet reste, heureusement, dans la description que nous venons de faire, comme une petite tranche, un épisode qui évolue à titre autonome, individuel. Il se suffit à lui tout seul. Il est toute la maladie, et une maladie bénigne, puisque, au moins dans notre statistique, nous n'avons pas eu d'accident sérieux à déplorer."

Et M. Netter ajoute que la relation étiologique de ces hoquets avec l'encéphalite ne lui semble pas douteuse et que si, habituellement, la durée du singultus est limitée, on ne saurait exclure l'hypothèse de l'apparition ultérieure d'accidents plus graves.

Ailleurs qu'en France la théorie encéphalitique du hoquet épidémique a ses adeptes. Le Dr Gautier, de Genève,[1] relate les cas de cinq sujets ayant présenté un hoquet spasmodique intense, durant de 2 à 4 jours, presque sans interruption, survenant brusquement, disparaissant de même sans que le traitement parût avoir une activité bien nette, évoluant sans fièvre ou avec une température modérée, et n'ayant été ni accompagné ni suivi de phénomènes myocloniques. Il se demande si l'étude du liquide céphalo-rachidien (dont la formule dans l'encéphalite paraît actuellement bien établie) permettrait de trancher la question et de dire si le hoquet est une manifestation de l'encéphalite. Ces recherches n'ont été faites que dans de rares cas. Néanmoins le Dr Gautier conclut : „Pour ma part, je suis porté à voir dans ces formes anormales du hoquet, dans ce hoquet épidémique, une forme un peu

---

[1] P. Gautier, « Le hoquet épidémique », Revue méd. de la Suisse Romande, n° 5, 1920.

spéciale de cette affection polymorphe qu'est l'encéphalite léthargique, forme spéciale provoquant un trouble du phrénique et pouvant être soit une manifestation atténuée et isolée, soit une manifestation de début de l'encéphalite léthargique.

MM. Achard et Rouillard[1] émettent l'idée de la contagion nerveuse: „Le bâillement en est l'exemple le plus net. Le rire se propage à la faveur d'une disposition psychique spéciale, c'est-à-dire d'une préparation des centres nerveux. La toux se déclanche souvent aussi, dans une salle d'hôpital, à l'audition d'une quinte. On peut se demander si le virus encéphalitique ne créerait pas dans les centres nerveux une aptitude particulière du hoquet qui se manifesterait alors plus aisément par imitation. A noter la rareté du hoquet épidémique chez la femme, la brièveté plus grande de son incubation et son apparition en épidémies moins clairsemées que pour les formes ordinaires de l'encéphalite."

Tout autres sont les opinions émises à la même époque par MM. Logre et Heuyer.[2] Leur description épidémique n'offre que des ressemblances avec celles citées plus haut. „Il s'agit généralement de sujets d'âge variable qui ont présenté d'abord une infection légère à localisation naso-pharyngée, évoquant l'idée d'un rhume en apparence banal. Puis, au bout de 24 à 48 heures, se déclare un hoquet incoercible; il rend le sommeil difficile et discontinu." Mais leurs déductions sont complètement différentes. Ils recherchent méthodiquement à quelle maladie il faut rattacher le symptôme hoquet: „l'allure de l'affection, la rhinopharyngite qui la précède, l'état fébrile qui l'accompagne, indiquent sa nature infectieuse. La fréquence actuelle du hoquet prouve que nous ne sommes pas en face d'une coïncidence, mais d'une réelle épidémie: l'affection est contagieuse." Et les auteurs citent le cas d'une jeune fille présentant un état subfébrile

---

[1] Soc. méd., 30 janv. 1920.

[2] Logre et Heuyer, « Le hoquet épidémique », Gazette des Hôpitaux, 18 déc. 1920.

identique à celui qui accompagna le hoquet de son frère, mais la jeune fille, qui n'a pas de singultus, a de la congestion de la base droite. C'est à cause de ces faits que MM. Logre et Heuyer concluent: „Il nous a paru prématuré de faire entrer le hoquet épidémique actuellement observé dans la séméiologie variable et déjà très polymorphe de l'encéphalite épidémique. Nous nous sommes bornés à le décrire sous le nom de grippe à forme phrénique, toutes réserves étant faites sur la valeur qu'il convient d'attacher au terme imprécis de grippe; ce que ce nom comporte de plus net au point de vue nosologique, c'est la notion d'épidémicité; sans doute sert-il de pavillon à des affections de nature diverse que la bactériologie pourra différencier. Au moins n'engage-t-il pas l'avenir, et répond-il actuellement à la notion clinique exacte de maladie contagieuse, saisonnière, épidémique, à manifestation polymorphe... Dans l'encéphalite épidémique, tous les auteurs ont noté la dissociation fine non seulement nucléaire ou tronculaire, mais encore fasciculaire et fibrillaire des localisations sur le névraxe. Mais il est exceptionnel que dans l'évolution de la maladie il n'y ait pas sinon coexistence, du moins succession de ces symptômes dissociés. Au contraire, au cours du hoquet épidémique, d'évolution bénigne et brève, aucun autre symptôme nerveux n'est noté que le hoquet lui-même. Il y a là aussi une singulière électivité, dissociée et parcellaire, du virus sur un seul nerf de l'économie. Dans l'encéphalite épidémique, la localisation est multiparcellaire, dans la grippe à forme phrénique, elle est uniparcellaire. Mais il faut reconnaître quelque similitude dans la manière de se comporter des deux affections.“

Telle est la théorie du hoquet grippal émise par MM. Logre et Heuyer. Le Dr Railliet de Reims[1] retire des conclusions semblables des cas qu'il a observés et des recherches étiologiques qu'il a faites. Toutes les hypothèses sont possibles, écrit-il. Ce que je puis dire, c'est qu'il n'e-

---

[1] Railliet, «Le hoquet épidémique à Reims», Soc. méd. des Hôp., 30 déc. 1920.

xiste actuellement aucune épidémie en dehors de la grippe saisonnière bénigne. Quant à l'encéphalite, elle a été exceptionnelle dans la région. Un seul cas signalé, en mai 1915, chez un maçon de la Creuse, que j'ai reçu à l'hôpital, et trois cas à forme algique et myoclonique, au printemps 1920, soignés par le Dr Sullich.

Le Dr Bittorf[1] croit aussi à une relation intime entre le hoquet épidémique et la grippe.

Le Dr P. Blum[2] a observé les manifestations de l'épidémie de hoquet à Strasbourg, et les interprète, appuyé sur l'étude attentive des faits.

Ce hoquet n'est-il pas, tout simplement, une manifestation morbide bénigne, de courte durée, indépendante de tous autres phénomènes nerveux? N'est-il pas uniquement sous la dépendance d'un catarrhe grippal, à forme pulmonaire ou gastro-intestinale?

Les malades, la plupart du temps, ont du coryza, un léger mal de gorge, ils sont „enrhumés" comme ils disent; un léger malaise aussi du côté du tube digestif, les uns se plaignent d'inappétence, d'autres de vomissements ou ballonnements du ventre. Très peu d'entre eux ont de la fièvre, ils se trouvent tout au plus dans un léger état subfébrile. Le symptôme le plus net est fourni par la fatigue, l'adynamie, la courbature, si caractéristiques de toute atteinte grippale, puis par la disparition rapide de cette asthénie, ce qui s'oppose absolument à la théorie encéphalitique. Lorsque le système nerveux est touché par une affection, le pronostic n'est pas aussi bénin, ni l'évolution aussi rapide: „la réaction est lente à disparaître et diffuse dans sa manifestation". La grippe, au contraire, est l'une des maladies les plus soudaines, à action aiguë comme la pneumonie; les plus variables aussi: depuis le catarrhe saisonnier, que nous connaissons tous, jusqu'aux foudroyantes épidémies de 1889—90 et de 1918—19, il n'y a que „reprises et surprises". Elle frappe tous les appareils, prend dans le

---

[1] Bittorf, Berliner Klinische Wochenschrift, 5 avril 1920.

[2] P. Blum, « Le hoquet épidémique ». Communication faite à la Soc. méd. du Bas-Rhin, 18 déc. 1920.

cours des siècles les noms les plus variés, appropriés à la prédominance de certains symptômes : Phénomènes d'asphyxie ou phénomènes douloureux, symptômes cérébraux ou gastro-intestinaux, ils apparaissent, alternativement provoqués par la même cause, parlant parfois en faveur d'un terrain prédisposé ; mais souvent aussi ce virus grippal frappe tout autour de lui, tant les forts que les faibles, doué d'une virulence extrême, exalté au moment des épidémies pour une raison souvent inconnue. En particulier dans le cas de l'épidémie Strasbourgeoise de hoquet, nous croyons à l'influence d'une brusque dépression barométrique. M. P. Blum a noté fin novembre une descente rapide du baromètre qui avait été haut d'une façon stable pendant le début du mois. Survint alors un épais brouillard et avec lui les premiers cas de hoquet. Aussi M. P. Blum considère-t-il le hoquet épidémique comme une manifestation particulière de la grippe saisonnière.

OBSERVATIONS

Ayant ainsi donné un aperçu de la physionomie de l'épidémie et résumé le plus clairement possible les discussions parfois confuses et les théories auxquelles „le hoquet épidémique" a donné naissance, nous allons maintenant passer à l'étude des observations. Nous produirons tout d'abord celles que nous avons rencontrées au cours de nos recherches bibliographiques. Beaucoup d'entre elles sont fragmentaires, d'autres par trop succintes, d'autres déjà condensées par leurs auteurs en tableaux synthétiques, presque toutes, enfin, comportent un examen vraiment insuffisant des différents appareils. Sur elles pourtant des théories se sont édifiées, nous devons donc les recueillir telles quelles se présentent:

I. Observations de M. le Dr Fleury de Versailles [1]

1° Hépatique, vieux buveur, pris sans cause d'un hoquet rebelle, ce hoquet ayant disparu, le malade ne présente aucun autre symptôme.

2° Entéroptosique, hoquet pendant 15 jours, puis 15 jours de santé parfaite, puis état infectieux rappelant la grippe.

3° Fillette ayant la grippe, état infectieux, courbature, céphalée, puis le hoquet pendant 48 heures.

II. Observations de M. H. Claude, à Bourges, en 1916 [2]

Homme âgé, à la suite d'un petit état infectieux mal caractérisé, a présenté un hoquet tenace, douloureux ne

[1] Soc. méd. des Hôp. de Paris, 20 févr. 1920.
[2] Soc. de Neurologie, séance du 2 déc. 1920.

permettant aucun repos : quelques jours plus tard, sa femme, qui le soignait, dû s'aliter, prise également d'un hoquet persistant. Les deux malades présentaient une asthénie accusée et ne se rétablirent que lentement.

III. Observations de MM. Sicard et Paraf [1]

Vingt-deux cas de hoquets qui ont évolué vers la guérison en trois ou quatre jours sans autre symptôme associé et avec un minimum de signes généraux : Courbature et fébricité légères. L'accès de hoquet se prolonge pendant trois quarts d'heure à une heure en moyenne et les périodes d'accalmie intercalaire sont de deux à trois heures. Chez quelques rares sujets, le hoquet persiste la nuit. Le liquide céphalo-rachidien a été trouvé normal dans les deux cas où il a pu être examiné. Il n'existe aucun trouble pupillaire. Nous n'avons jamais noté de diplopie. Le hoquet épidémique nous a paru frapper avec prédominance le sexe masculin . . . . . Les analgésiques et même la morphine ou ses dérivés sont souvent inefficaces.

IV. Observations de MM. Logre et Heuyer [2]

1° Homme de 76 ans, récemment guéri d'une bronchite, a présenté les signes d'un léger catarrhe nasal avec fatigue générale. Température à peine subfébrile 37°7 le soir (que le malade n'avait pas coutume d'atteindre), qui a persisté pendant tout le cours du syndrome. Après 48 heures de rhume, a commencé, vers onze heures du soir, un hoquet incoercible, extrêmement régulier, revenant à peu près exactement à la fin de toutes les deux inspirations. L'alimentation était rendue difficile ainsi que le sommeil naturel. Il existait un état saburral très net des voies digestives avec tendance aux nausées, et il y eut même, le second jour, un vomissement brusquement survenu et de type

---

[1] Soc. de Neurologie, séance du 2 déc. 1920 (« Le hoquet épidémique »).

[2] Soc. de Neurologie, séance du 2 déc. 1920 (Sur quelques cas de hoquet paraissant épidémique.)

nerveux. La palpation de l'abdomen révélait une légère sensibilité dans l'hypochondre droit, dans la région de la vésicule biliaire, mais sans aucune résistance de la paroi. La compression prolongée des nerfs phréniques à la base du cou n'a donné aucun résultat. Il en fut de même le premier jour d'une médication opiacée et belladonée à doses assez fortes. Un narcotique assura au malade un sommeil de quelques heures avec suspension momentané du hoquet, qui reprend dès le réveil, mais dans la journée la même médication ayant été continuée, une accalmie se produisit vers midi et le hoquet ne se manifesta plus que par salves de quelques heures, séparées par des intervalles à peu près équivalents. Le lendemain matin, après un sommeil un peu plus prolongé, le hoquet avait disparu. Le second jour du hoquet, une purgation de 35 gr. de sulfate de soude avait été administrée. Dans la journée qui suivit la guérison, l'état général ainsi que la température redevinrent normaux. Les urines, qui avaient été rares et chargées pendant le hoquet, étaient redevenues abondantes et claires. La langue s'était nettoyée. Un domestique de ce malade, homme d'une trentaine d'années, avait présenté, 48 heures durant, un hoquet tout à fait semblable qui avait aussi commencé par un rhume. Un oncle de cet homme avait, quelques jours auparavant, été lui-même affecté d'un hoquet analogue.

2° Malade qui a été en proie pendant deux jours à un hoquet que rien n'avait pu arrêter et qui avait été précédé d'un gros rhume. Cet homme déclarait, d'ailleurs, qu'il aurait été atteint d'un hoquet analogue dix ans auparavant.

3° Médecin, ancien interne des hôpitaux, demande conseil à l'un des observateurs pour un hoquet incoercible durant depuis 48 heures. Le hoquet était survenu au cours d'un rhume avec enchifrènement ayant commencé 24 heures auparavant. Il existait un état que le malade qualifiait de grippal, avec troubles gastro-intestinaux, perte de l'appétit, impression de légère réaction fébrile (la température ne fut pas prise). Une heure et demie après le déjeuner il fut pris d'un hoquet incessant ayant un rythme assez régulier et qui dura trente heures. Il cédait la nuit, seulement pendant de courtes périodes de sommeil, pour reprendre dès le réveil. Il résista sans modifications à la prise quotidienne de 50 gouttes de teinture de belladone et céda définitivement après une nuit de sommeil profond. Le lendemain, le malade, encore légèrement enrhumé, pouvait se considérer comme pratiquement guéri. Mais sa sœur présenta dans les jours suivants un catarrhe trachéobronchique avec état congestif de la base droite et température de 38°.

4° Un médecin a rapporté aux observateurs avoir constaté dans sa cientèle trois cas de type clinique sensiblement analogues: hoquet précédé d'un rhume et durant trois ou quatre jours avec état subfébrile.

V. Observations de M. Paul Lafosse [1]

1° 15 malades observés, partie à Saint-Mandé, partie à l'école vétérinaire d'Alfort. Pendant deux ou trois jours, les malades présentaient des signes de catarrhe oculo-nasal assez marqués ... Trois seulement se sont arrêtés et ont pris leur température qui ne s'élevait pas à plus de 37°7. Il survenait alors de l'inappétence, une sensation de fatigue anormale, quelquefois des vomissements alimentaires, voire bilieux, quelquefois aussi de la diarrhée. Puis le hoquet s'installait. Pendant qu'il existait, je n'ai pas observé de température supérieure à 38° ... L'état de fatigue, d'asthénie profonde, s'accusait davantage et on constatait un état saburral des voies digestives avec langue porcelainée. La durée maxima de cet état, dans les faits observés, n'a pas dépassé trois jours. Tous les cas observés à Saint-Mandé ont été des cas isolés et se sont produits dans des familles différentes et ne se fréquentant pas.

2° A propos de cette communication, M. Netter déclare que le docteur L ..., d'Alfort, lui a dit avoir observé dans cette localité sept cas de hoquet qui concordent avec ceux de M. Lafosse.

---

[1] Soc. méd. des Hôp. de Paris, 24 déc. 1920, « Sur 15 cas de hoquet persistant », par M. Lafosse, présenté par M. Sicard.

VI. Faits rapportés par M. Achard [1]

„Un de mes élèves, qui habite Amiens, m'a raconté qu'il avait été pris de hoquet pendant vingt-quatre heures et que sa domestique avait été atteinte en même temps. Il avait soigné, quatre jours avant, un malade atteint lui-même de hoquet au cours d'un état grippal."

VII. Faits rapportés par M. Rivet [2]

Le docteur Biérent, d'Hellemmes près Lille, a observé 43 cas de hoquet sur les 3000 agents des Ateliers de la Compagnie du Nord. Les cas observés par lui se sont tous produits chez des hommes. Ils se sont accompagnés d'un peu d'angine, ou de pharyngite, de quelques troubles digestifs et d'un léger mouvement fébrile. Tous se sont terminés spontanément et de la façon bénigne, et l'affection a été si légère qu'aucun malade n'a dû interrompre son service.

VIII. Observations de MM. Achard et Rouillard [3]

Jeune fille de 17 ans, atteinte depuis dix jours de hoquet épidémique, ce hoquet est généralement incomplet, c'est-à-dire qu'il consiste surtout en un spasme inspiratoire du diaphragme prédominant à gauche, comme le montre l'examen radioscopique, et auquel s'ajoute de temps en temps seulement le bruit glottique qui complète le hoquet. Il y a, de plus, quelques spasmes cloniques de la paroi abdominale et du cou du côté gauche.

IX. Observations de M. le Dr Gautier (de Genève) [4]

1o Homme de 33 ans, ressent, le 1er janvier 1920, un frisson avec malaise et température à 38°. Cet état disparaît en quelques heures, mais le 3 janvier débute un hoquet violent, sans aucune cause d'origine digestive, hoquet persistant plusieurs heures sans arrêt, sommeil impossible. Le moindre accès de toux déclanche une nouvelle

---

[1] Soc. méd. des Hôp. de Paris, 24 déc. 1920.
[2] Soc. méd. des Hôp. de Paris, 24 déc. 1920.
[3] Soc. méd. des Hôp., 10 déc. 1920.
[4] Revue médicale de la Suisse Romande, no 5, 1920.

crise de hoquet. Cet état persiste trois jours, pour disparaître brusquement. A aucun moment le patient n'a présenté de symptômes myocloniques.

2º Homme de 45 ans, souffrant, quand je le vois le 14 janvier, d'un hoquet incoercible durant depuis trois jours. Il n'a pas cessé son travail, n'a pas eu de fièvre, mais est épuisé par son hoquet qui ne lui laisse que de courts instants de repos. Je lui prescris du bromure de potassium. Vingt-quatre heures après, arrêt du hoquet. Aucune myoclonie ni pendant le hoquet ni après.

3º Homme de 30 ans, vu au début de février, présentant un état analogue aux cas précédents, aucune secousse musculaire dans l'abdomen ou les membres, mais le hoquet incoercible sans fièvre, pendant quatre jours. Bonne santé depuis lors.

4º Homme de 36 ans, vu le 6 février pour un état incessant de hoquet datant de trois jours, survenu brusquement, très violent. Le malade ne peut dire trois mots sans être secoué par les contractions de son diaphragme, température 38°. Aucune myoclonie.

5º Femme de 46 ans, entrée à l'hôpital cantonal le 18 avril, atteinte de hoquet incoercible. Début brusque du hoquet le 17 avril. Les secousses se répètent fréquemment et durent pendant des heures sans arrêt. Pas de phénomènes myocloniques. Le 19 avril, le hoquet est plus rare. Ponction lombaire donne 25 cc. de liquide clair. Pression normale.

Albumine : 0,10 $^o/_{oo}$
Chlorures : 7,01 $^o/_{oo}$
Sucre : 0,40 $^o/_{oo}$
3,2 éléments à la cellule de Nageotte.

Le 20 avril, le hoquet a disparu.

X. Observation personnelle de M. le Dr Dresch (d'Ax-les-Thermes) [1]

„Il s'agit d'un hoquet qui m'atteignit à la date du 17 décembre ... A la fin de la journée, je pris le train qui me

---

[1] « Un traitement du hoquet épidémique », par le Dr Dresch (d'Ax-les-Thermes). Le médecin français, 15 févr. 1921.

ramenait de Toulouse chez moi, et comme j'avais soif, je bus de la bière très fraîche avant de monter en wagon. Il n'y avait pas cinq minutes que j'avais bu la bière que le hoquet m'entreprit, incessant, agrémenté de spasmes glottiques encore plus pénibles. Arrivé chez moi, je me couchai aussitôt, sans boire ni manger, me contentant de boire à coups répétés quelques gorgées d'eau chloroformée.

... Le hoquet et les spasmes glottiques persistèrent et je ne fermai pas l'œil de la nuit. Excédé, je pris sur le matin quelques granules d'héroïne; rien n'y fit. Je ne pus arriver à compter jusqu'à douze sans un retour de hoquet ou de spasme glottique. Aucun autre malaise, nulle température, pouls lent habituel; il faut dire que je suis septuagénaire.... Je n'hésitai pas à prendre dans la matinée un ipéca : le remède fit merveille, provoquant un vomissement assez copieux, agrémenté de parcelles de choux de Bruxelles pris au déjeuner de la veille. Plus de hoquet.... Je ne bus que de l'eau pure et quelques gorgées de thé léger. A la tombée de la nuit, reprise du mal. Avant de me mettre au lit, je me décidai à reprendre un ipéca. Il coupa de nouveau la crise et je passai une assez bonne nuit. Le matin, n'ayant pas eu de selle depuis trois jours et constatant un état saburral de la langue, j'avale un lait de magnésie hydratée (10 grammes). Pas de selle de la journée, calme, nul appétit, soif modérée. Avant la nuit j'avale une limonade purgative concentrée, et, grâce à elle, je puis me coucher après quelques selles copieuses et reposer convenablement. J'étais guéri et pus m'alimenter très légèrement au cours du troisième jour."

XI. Observations du Dr Railliet, médecin de l'hôpital de Reims [1]

1° Le 19 novembre, se présente à ma consultation un jeune homme de 29 ans, atteint, depuis trois jours, d'un hoquet sans aucun autre trouble.

---

[1] Railliet, « Le hoquet épidémique à Reims », Soc. méd. des Hôp, 30 déc. 1920.

2º Le 23, je suis appelé près d'une femme de 40 ans environ qui a le hoquet depuis deux jours.

3º Le 2 décembre, un homme de 54 ans me consulte pour un hoquet datant de 48 heures. Le pharmacien lui avait déclaré qu'il était le huitième client depuis 8 jours qu'il voyait atteint de hoquet.

4º Le 6 décembre, une jeune femme me demande conseil pour des douleurs épigastriques qu'elle éprouve depuis une huitaine de jours. Le début avait été marqué par un hoquet de deux jours avec malaises et nausées. Ce hoquet commençait dès qu'elle buvait.

5º Le 8 décembre, je suis mandé près d'un homme de 35 ans pour des douleurs épigastriques. Il avait eu froid le 3 et avait été pris, le 4, d'un hoquet qui s'était prolongé tout l'après-midi et s'était calmé le soir à la suite d'une colère. Le 5, dans la journée seulement, hoquet accompagné de malaises indéfinissables. Répit la nuit, reprise le 6 après-midi. Depuis le 6, le malade se plaint de douleurs épigastriques, provoquées particulièrement par la flexion du tronc en avant et soulagées par des gaz ou des éructations. Il persiste un léger état saburral. Cet homme n'est pas sujet au hoquet.

6º Le 9 décembre, un élève du Séminaire, âgé de 24 ans, m'est présenté comme ayant eu un hoquet tenace peu de temps auparavant. Il avait été pris le 27 novembre, à 8 heures du matin, en mangeant sa soupe. Anorexie, quelques renvois, aucun trouble intestinal. Cela avait duré tout le jour pour ne cesser qu'au coucher à 9 heures du soir. Le lendemain, même horaire du hoquet, le surlendemain, le hoquet, commencé l'après-midi seulement, persistait jusqu'à 11 heures du soir. Contrairement aux précédents, ce malade était toujours souffrant de l'estomac. Il avait eu, en janvier 1918, une première attaque de hoquet qui avait duré 4 jours, mais seulement le jour. Cela débutait une demi-heure après le réveil et se produisait par accès de 2 à 3 heures, séparés par des accalmies de 30 à 40 minutes, concurremment, inappétence et troubles gastriques légers.

7° Le 10 décembre au soir, je vois un jeune homme de 26 ans, fort et bien portant, parfois sujet à un hoquet de courte durée et qui est atteint, depuis le matin, d'un hoquet continu. Enrhumé, il tousse un peu, mais ne présente rien d'anormal à l'auscultation.

8° J'ai eu connaissance d'un cas de hoquet, rencontré chez un employé de chemin de fer, ayant duré quatre à cinq jours et accompagné de vomissements.

XII. Observations de M. le Dʳ Paul Blum, chargé de cours à la Faculté de Médecine de Strasbourg [1]

1° Un médecin, âgé de 41 ans, atteint de trachéite depuis quelques jours, est pris d'un vomissement exclusivement bilieux et muqueux, le 3 décembre, à 5 heures du soir ; une demi-heure après, apparition du hoquet qui dure une heure, pour reparaître ensuite au cours de la nuit et quelques instants seulement dans la matinée du lendemain. Anorexie absolue, langue saburrale, température rectale, pendant trois jours, entre 37°5 et 38°. Selles légèrement bilieuses. Tympanisme. Asthénie physique très marquée. Reprend ses occupations au bout de quatre jours.

2° B. B., homme de 68 ans, habituellement gros mangeur et tachyphage, sans appétit depuis deux jours. Toux légère, surtout la nuit. Le 10 décembre, dans la rue, sensation de froid. Il rentre chez lui et aussitôt après il est pris d'un hoquet qui dure près de 36 heures avec quelques rares moments de tranquillité. Estomac très ballonné, tympanisme abdominal, température 37°5.

3° Le 20 novembre, j'examine M. L. B., chez lequel je constate atonie gastrique, constipation chronique et insuffisance hépatique. Le 1ᵉʳ décembre, ce malade est pris de hoquet en sortant de table. Gros tympanisme gastrointestinal. Pas de signes de bronchite, mais légère angine avec température de 38°4. Le hoquet dure 52 heures, mais avec des périodes de repos.

---

[1] Communication faite à la Soc. méd. du Bas-Rhin, le 18 déc. 1920.

4° M. P. B. Tousse depuis quelques jours, le 4 décembre, étant au bureau, il est pris d'un hoquet qui va durer trois jours. Anorexie absolue, constipation, pesanteur épigastrique. Le hoquet s'apaise si le malade reste tout à fait immobile, mais réapparaît à l'occasion du moindre mouvement.

5° M. D., âgé de 80 ans, tousse depuis quelques jours, pas d'appétit. Le 13 décembre, dans la matinée, apparition du hoquet qui dura toute une nuit. Langue très saburrale. Estomac distendu avec clapotage à chaque secousse du diaphragme. Pas de température.

6° M. L., âgé de 44 ans, de Rouen, a été traité dans le courant de l'année pour troubles hépatiques et intestinaux. Dans les premiers jours de décembre, a été pris subitement d'un hoquet, qui a duré deux jours et une nuit. A chaque crise de hoquet, qui durait quelques minutes, régurgitation d'un liquide amer. Persistance de ce goût amer après la disparition du hoquet. De temps en temps, dans les dix jours qui suivent, courtes apparitions du hoquet, accompagné chaque fois d'une régurgitation amère.

7° M. L. vient me consulter, le 13 décembre, pour un hoquet qui dure depuis 24 heures. Ce malade toussait depuis quelques jours quand, ayant eu quelques frissons au retour d'un voyage, il avait absorbé un verre de vin chaud. C'est aussitôt après que le hoquet se déclancha. Anorexie, constipation, asthénie. L'examen radioscopique que je pratique aussitôt, montre que la poche à air de l'estomac est très développée : les incursions du diaphragme sont limitées et à chaque secousse de hoquet la poche à air semble s'enfoncer en quelque sorte dans l'obscurité de la masse intestinale.

XIIbis. Observations de MM. Lœper et Forestier[1] *(Resumée)*

Melle Y., 23 ans, entre à Tenon, le 13 décembre, pour hoquet persistant depuis quatre jours. Auparavant, pendant trois semaines, douleurs épigastriques et nausées après les repas.

---

[1] Lœper et Forestier, Progrès médical, 19 févr. 1921.

A l'entrée, hoquet d'une grande violence, parfois lent, parfois rapide. Aucune contraction musculaire associée. Rien d'anormal aux yeux. Réflexes tendineux vifs, mais sans trépidation ni contracture. La langue est saburrale, il y a de la constipation et un peu de tympanisme abdominal. Rien d'intéressant aux autres appareils. La température atteint à peine 38°. Pouls 80°. Rien de particulier dans les antécédents, à part une fièvre typhoïde assez récente. Dans les jours qui suivent, le hoquet persista dans toute son intensité. Puis, alors qu'il avait résisté à la belladone, au chloral, au bromure et à l'opium, il se calme peu à peu spontanément. Au douzième jour enfin, il a presque totalement disparu.

Nous allons maintenant produire quelques observations encore inédites, qui toutes ont été recueillies en Alsace:

XIII. M. D., 56 ans, industriel à I. (Haut-Rhin), après un léger refroidissement, a présenté, à partir du 10 décembre 1920, un hoquet qui dura trois jours, à peine coupé de quelques courtes rémissions pendant les repas et la nuit. Inappétence, état nauséeux, insomnie, à part cela état général à peine touché. Le malade a continué à vaquer à ses occupations; pendant les trois jours que dura ce hoquet, il a pu sortir en automobile dès 6 heures du matin. Pas d'autres malades dans sa famille, aucun traitement.

XIV.[1] M. H. W., 28 ans, à I. (Haut-Rhin). Campagnard robuste, souffre depuis quelques semaines d'une légère trachéite avec toux, expectoration légère. Le 6 décembre 1920 au soir apparaît subitement un malaise général avec asthénie, nausées, fièvre, puis vomissements et hoquet. Le malade doit se coucher. La température se maintient aux environs de 38°5. La trachéite se transforme en bronchite. Le hoquet persiste, violent et pénible, pendant huit jours, sans rémission appréciable, sauf pendant les deux

---

[1] Nous devons ces deux observations à la complaisance de M. le Dr Fels, médecin à Turckheim. Nous tenons à lui présenter ici tous nos remerciements.

derniers jours. L'opium, prescrit par le médecin, reste inefficace. La guérison complète survient au bout de 15 jours.

XV. Dr J., médecin à Strasbourg, 26 ans, est pris, le
27 janvier 1921, de céphalée violente, de courbature, de
vomissements et de fièvre s'élevant d'emblée à 39°. Presque
simultanément s'installe un hoquet des plus pénibles qui
dure 24 heures, présentant seulement deux rémissions de
deux heures chacune. Puis apparurent de la pharyngite et,
enfin, de la bronchite, qui tinrent le patient alité pendant
une dizaine de jours. La guérison totale survint au bout
de 15 jours.

XVI. M. R. K., étudiant, en vacances dans sa famille
à Mulhouse, contracte, le 23 décembre 1920, un hoquet qui
dure trois jours; rémission assez longue pendant la nuit et
après les repas. Céphalée, état saburral des voies digestives,
légère courbature généralisée. Aucun traitement: Guérison
spontanée. Personne de malade dans l'entourage.

XVII. M. M. B., 33 ans, entre à l'hôpital de Colmar le
20 décembre 1920 pour une angine simple avec fièvre
s'élevant à 38°. Le 24 au soir survient le hoquet qui persiste jusqu'au 26 au matin. On constate une langue saburrale, du tympanisme gastrique et de la constipation
opiniâtre. Traitement par l'urotropine.

XVIII.[1] Etudiant de 24 ans, bien portant auparavant,
est pris, vers le 10 décembre 1920, d'un rhume accompagné
de toux avec expectoration et de malaise général. Tout
d'abord, pas de troubles gastriques et intestinaux. Subitement, un matin, après le petit déjeuner, le hoquet commence.
Pendant la première demi-journée il est constitué par une
secousse spasmodique isolée du diaphragme et de la glotte,
se reproduisant toutes les minutes à peu près. Il n'empêche
pas le malade de prendre ses repas, mais celui-ci mange
sans appétit et se plaint ensuite, pendant plusieurs heures,

---

[1] Nous devons cette observation à l'obligeance de notre camarade
Masson.

d'une sensation pénible de pesanteur gastrique. Vers le soir du premier jour, le hoquet subit une modification. La secousse jusqu'alors unique, devient double, parfois même triple, c'est-à-dire que deux ou trois spasmes se groupent en salve, les salves survenant à intervalle régulier. Malgré cela, après une insomnie de quelques heures, le malade parvient à s'endormir. Le hoquet reste interrompu jusqu'au réveil, où il reprend aussitôt. A ce moment, température 38°, pouls 95°. Etat stationnaire pendant toute la journée. Le soir, nouvelle rémission avec possibilité de sommeil. Reprise du hoquet au réveil. Vers midi, les secousses s'espacent, se produisant à des intervalles irréguliers jusqu'au soir. Le lendemain tout semble terminé. Mais trois ou quatre jours après, le hoquet reparaît pendant une demi-heure, puis cesse pour se reproduire à nouveau le lendemain. Il disparaît alors définitivement. Pendant toute cette période on a pu constater un état saburral des voies digestives, avec langue blanche et anorexie marquée. La compression des nerfs phréniques au cou produisait une rémission de quelques minutes. A chaque secousse, le malade déclarait éprouver un tiraillement pénible semblant se produire sur le trajet de ses nerfs. Un camarade de pension de ce malade fut, vers la même époque, atteint de hoquet analogue quoique encore plus violent.

XIX. Observation communiquée par M. le Dr Fels (de Turckheim)

M. N., 56 ans, de I. (Haut-Rhin), buveur et gros mangeur, trapu, pléthorique, atteint d'eczéma chronique à la cuisse. Pendant quelques jours troubles gastriques et anorexie. Puis, le malade, après une course ayant provoqué la transpiration, ingère une grande quantité de bière. Il est immédiatement pris de hoquet. Ce hoquet persiste : Les premiers jours, il présente des rémissions de quelques heures qui deviennent ensuite de plus en plus rares et de plus en plus brèves. Le hoquet existe alors même pendant le sommeil, accompagnant le ronflement nocturne. Il est plus violent après les repas. A la première visite, le médecin constate que la langue est blanche et l'abdomen légèrement ballonné.

L'affection a duré 10 jours, et a guéri spontanément sans laisser aucune suite. L'état général n'a pas été affecté. Le malade a vaqué à ses occupations et a même pu entreprendre un voyage.

XX. M. O., 25 ans, étudiant à l'Ecole technique, est pris subitement d'un hoquet violent et incoërcible. Les secousses se succèdent à intervalles rapprochés, à certains moments groupées par deux ou par trois. Le premier jour, le malade essaie de prendre quand-même quelque nourriture, mais il vomit tout ce qu'il a ingéré. Asthénie très marquée. Etat saburral des voies digestives. Température 38°, pouls 105°. Pendant les quatre premiers jours, hoquet presque continu, interdisant tout sommeil. Le malade ne prend aucune nourriture. A partir du cinquième jour, le hoquet devient moins violent et présente des rémissions. Il disparaît spontanément le huitième jour. Ni diplopie, ni strabisme, ni myoclonies d'aucune sorte par ailleurs. Trois jours après le début de ce hoquet, cinq camarades suivant les mêmes cours, auraient été atteints à leur tour, mais d'une façon bien moins sérieuse.

XXI.[1] M. C., 60 ans. Tombe malade subitement et sans prodromes le 4 février 1921 : Sensation de faiblesse, céphalée intense, vertige et chute, mais sans perte de connaissance. Il entre le 8 à la clinique de M. le professeur Bard. On constate que l'usage de la parole est difficile. Le sujet présente de la photophobie, mais pas de diplopie. Ces symptômes persistent les deux ou trois premiers jours, mais avec des rémissions passagères. En même temps on note du nystagmus. Les réflexes, normaux par ailleurs, sont exagérés aux membres inférieurs. Pas de signe de Babinski. Le 11 février, le malade présente un état de somnolence marqué. Au soir il est pris d'un hoquet intermittent, durant un quart d'heure. Simultanément, on constate l'existence d'un tremblement intentionnel à grandes oscillations et d'une

---

[1] Nous ne produisons cette observation qu'à titre documentaire, comme exemple d'encéphalite léthargique avec hoquet incoercible.

très légère raideur de la nuque. Le 12, hoquet pendant une partie de la nuit. Le 15, légère amélioration : le malade est moins somnolent, mais une paralysie faciale droite fait son apparition. En même temps le hoquet reprend et persiste avec la même fréquence jusqu'au 25. La somnolence est disparue peu à peu. Le hoquet s'atténue alors, ne survenant plus que par accès après les repas ou à la suite de mouvements. Le 27 il cesse complètement. Le 15 mars l'état général étant très amélioré, le malade se lève. Il ne subsiste plus qu'une légère difficulté dans l'usage de la parole.

Le diagnostic d'encéphalite léthargique, qui s'imposait, a été confirmé par l'examen du liquide cephalo-rachidien.

DISCUSSION

Voyons maintenant quels enseignements nous apporteront ces observations. Au point de vue de l'allure générale de l'épidémie ils seront des plus maigres. Nous devrons nous contenter de répéter ce qu'on écrit nos nombreux devanciers. Les premiers cas signalés l'ont été à Vienne pendant l'hiver 1919—20[1]; de là l'épidémie a acquis rapidement une immense diffusion. L'Autriche, l'Allemagne, la Suisse, la France, les Pays-Bas ont été atteints. Et dans chaque pays des cas se sont produits à tous les coins du territoire. Parmi nos observations il en est qui proviennent d'Alsace, d'autres de Paris, d'autres du Nord, d'autres de Champagne, d'autres enfin du fond des Pyrénées. Et presque dans chaque localité les cas furent nombreux, beaucoup plus certainement que ne le laissent supposer les observations médicales, car nombre de malades ont guéri seuls, sans avoir vu de médecin. Deux points seulement de l'épidémiologie doivent cependant attirer notre attention, le sexe des sujets frappés et leurs antécédents morbides.

Presque tous les cas de hoquets se sont produits chez des hommes. C'est un fait universellement signalé et sur lequel ont insisté tout particulièrement Rivet[2], P. Blum[3], Sicard et Paraf[4]. Parmi les cas que nous rapportons, cette remarque est facile à faire et toutes les observations que nous avons tirées d'Alsace ont trait à des sujets du sexe masculin. Tous les âges, par contre, ont été frappés, à l'exception, semble-t-il, des jeunes enfants; d'autre part il est à remarquer que les sujets frappés ne présentaient aucune

---

[1] C. Economo, Archives Suisses de Neurologie, vol. VI, fasc. 2, p. 276.
[2] Rivet, Soc. méd. des Hôp., 24 déc. 1920.
[3] P. Blum, Soc. méd. du Bas-Rhin, 18 déc. 1920.
[4] Sicard et Paraf, Soc. de Neurologie, 2 déc. 1920.

tare nerveuse signalée, aucune réceptivité morbide spéciale constatée antérieurement, que la plupart d'entre eux étaient absolument sains, alors que chez quelques autres on relevait des antécédents gastriques ou hépatiques.

Ceci posé, passons à l'étude de la pathogénie du hoquet épidémique. Elle nous retiendra longtemps.

Et tout d'abord, sommes-nous en présence d'une maladie nouvelle? A cette question, en parfait accord avec tous les auteurs, nous répondrons négativement. Ce n'est pas d'aujourd'hui que des épidémies de hoquet éclatent dans le monde. Dès le moyen âge, les historiographes en ont relaté et M. J. Lhermitte[1], dans un article paru dans la „Presse Médicale", en cite deux, celle du couvent de Monterey (Espagne) et celle rapportée par Bœrhave qui survint à l'hôpital Haarlem. Elles furent alors considérées comme des manifestations démonopathiques. Le XIXe siècle voulut y voir l'hystérie collective, aujourd'hui, enfin, toutes les suppositions sur leur origine nous sont permises. Enfin, n'était-ce pas un hoquet épidémique aussi, ce *Hühnerzipf*[2] dont M. P. Blum fit mention dans sa communication[3] et sur lequel nous n'avons, hélas, pu trouver aucun renseignement complémentaire? L'hypothèse, séduisante à priori, d'une maladie nouvelle doit donc être rejetée.

Voyons maintenant si, comme cela a été maintes fois soutenu, il ne serait pas possible de rattacher le hoquet épidémique à quelque maladie infectieuse antérieurement connue. Différentes hypothèses ont été émises et plusieurs sérieusement défendues. Nous éliminerons tout d'abord, celle de MM. Lœper et Forestier. Ces auteurs ont déclaré que le hoquet et la coqueluche étaient peut-être des manifestations différentes du même virus.[4] Nous constaterons sim-

---

[1] J. Lhermitte: «Le hoquet épidémique», Presse Médicale, 18 décembre 1920.

[2] Huchard, Consultations médicales, Baillière, 1901, p. 414.

[3] P. Blum, loc. cit.

[4] Le Progrès médical, 19 févr. 1921, un cas de hoquet épidémique compliqué d'otite moyenne aiguë par MM. Lœper et J. Forestier.

plement que jusqu'ici rien n'est venu à l'appui d'une
pareille thèse. L'âge des malades, l'absence du symptôme
essentiel qui est la quinte, la brièveté habituelle de l'affection, le résultat négatif des examens bactériologiques
où l'on n'a pas signalé, que nous sachions, le bacille de
Bordet et Gengou, tout, au contraire, paraît devoir infirmer
l'opinion „hasardée par ces auteurs".

Beaucoup plus sérieuses sont les hypothèses grippale
et encéphalitique.[1]

Le hoquet épidémique, c'est, dit R. Bénard,[2] „une forme
larvée de l'encéphalite léthargique"; c'est, disent Sicard et
Paraf,[3] „comme une petite tranche, un épisode de l'encéphalite évoluant à titre autonome"; c'est, dit enfin Lhermitte,
„une forme larvée de la névraxite épidémique". Netter,
Stæhelin (de Bâle),[4] Gautier (de Genève)[5] sont également
de cet avis. Nous allons examiner les arguments qu'invo-
quent ces auteurs en faveur de leur thèse.

A. Coexistence des épidémies de hoquet et d'encéphalite

„Nous ne pouvons pas ne pas souligner à nouveau le
fait éminemment suggestif de la coexistance de l'épidémie
de singultus avec la recrudescence actuelle des formes les
plus variées de l'encéphalite épidémique" (J. Lhermitte, loc.
cit.); „cette infection a été observée parallèlement à l'épidémie d'encéphalite" (Gautier).[6] Certes, un fait de ce genre
autoriserait à supposer une origine commune à l'encéphalite
et au hoquet. Mais rien ne serait démontré, car deux épidémies peuvent bien évoluer parallèlement ou simultané-

---

[1] Nous emploierons le plus fréquemment cette désignation qui sera
pour nous synonyme de encéphalite myoclonique, de névraxite épidémique, de polioencéphalite polymorphe épidémique et de tant d'autres
termes qui ont été proposés pour qualifier la même maladie.

[2] R. Bénard, Soc. méd. des Hôp., 20 févr. 1920.

[3] Sicard et Paraf, Soc. de Neurologie, 2 déc. 1920.

[4] Stæhelin (de Bâle), « Encephalitis epidemica », Vortrag auf
der Wanderversammlung südwestdeutscher Neurologen, Baden-Baden,
juin 1920.

[5] Gautier, Revue médicale de la Suisse Romande, n° 5, 1920.

[6] Gautier, loc. cit.

ment sans qu'en puisse inférer l'identité du virus causal. Ne voit-on pas couramment des épidémies de diphtérie et de scarlatine, de typhoïde et de dysenterie? Mais dans le cas présent les faits sont tout autres. Il s'en faut, et de beaucoup, qu'encéphalite et hoquet sévissent toujours simultanément au même endroit. Il nous suffira d'invoquer le témoignage de M. le docteur Railliet (de Reims) qui écrit, à propos de l'épidémie dont il a été témoin : „Quant à l'encéphalite, elle a été exceptionnelle dans la région : un cas en mai 1919 et trois cas au printemps 1920.“[1] Or, toutes les observations de hoquet sont de novembre et décembre 20. De son côté, M. P. Blum écrit:[2] „Cette année (1920) nous n'avons pas connaissance qu'il y ait eu à Strasbourg un seul cas d'encéphalite épidémique.“ M. le docteur Biérent confirme le fait pour la région de Lille.

L'argument de la coexistance des deux épidémies nous paraît donc absolument insoutenable.

B. Succession de l'encéphalite au hoquet chez une même personne
Observations de M. A. Netter [3]

Dame de 40 ans, prise, le 16 janvier, de diplopie, de vertige et d'embarras de la parole. Dans la nuit du 16 au 17, céphalée très violente et vomissements qui ne se sont pas reproduits après le 18. La diplopie a persisté toute la journée du 17. Actuellement on trouve un certain degré de ptosis, une face beaucoup moins expressive qu'à l'état normal. Ni fièvre, ni somnolence, ni vertige. Les nuits sont plutôt agitées avec cauchemars. Cette symptomatologie pourrait bien se rapporter à une encéphalite très légère. La malade en question a été atteinte de hoquet du 2 au 5 janvier. Un de ses employés avait présenté du hoquet quelques jours avant elle. Après la disparition du hoquet, elle est restée fatiguée et a dû s'aliter le 9.

---

[1] Railliet, « Le hoquet épidémique à Reims », Soc. méd. des Hôp., 30 déc. 1920.

[2] P. Blum, Soc. méd. du Bas-Rhin, 18 déc. 1920.

[3] Netter, Soc. méd. des Hôp., 21 janv. 1921.

Cette observation ne nous semble pas suffisamment démonstrative. Tout d'abord, en effet, il serait possible de mettre en doute le diagnostic d'encéphalite, car, lors de sa communication, M. Netter qui n'observait sa malade que depuis quatre jours, n'osait pas encore le poser d'une manière catégorique. Telle n'est pourtant pas notre intention, car nos connaissances actuelles sur cette maladie eussent sans doute permis d'être plus rapidement affirmatif. Par contre, il paraît aisé de fournir de ce cas une tout autre interprétation : un employé de cette dame a été atteint de hoquet épidémique ; quelques jours après, la patiente a été frappée à son tour. Son hoquet à duré trois jours, absolument simple, exempt de tout symptôme associé. Jusqu'ici tout cela demeure absolument banal, au cours d'une épidémie de hoquet. Mais ensuite, après un répit de onze jours, pendant lequel a persisté un grand état de fatigue, la malade est atteinte brusquement par une maladie paraissant être l'encéphalite. N'est-il dès lors pas possible de penser que, pendant ces onze jours, cette femme, mise en état de moindre résistance par son atteinte de hoquet, a pu contracter une encéphalite ? Cette hypothèse paraîtra encore plus vraisemblable quand on aura vu combien résistent peu à un examen attentif les cas où des hoqueteux auraient été les propagateurs de l'encéphalite épidémique.

C. Succession de l'encéphalite au contact d'une personne saine avec un sujet atteint de hoquet

Faits rapportés par M. Netter [1]

1o 30 décembre. Claude X . . ., 17 ans, prostration extrême et diplopie, strabisme de l'œil gauche, 38o5 de température, ptosis bilatéral, sommeil invincible, délire onirique. Claude avait habité, pendant les vacances de Noël, la maison paternelle avec son frère aîné Henri, qui avait quitté le collège le 24 et qui avait eu le hoquet le 21 et le 22.

2o Le frère d'un malade atteint d'encéphalite avait eu le hoquet quinze jours auparavant.

---

[1] Netter, Soc. méd. des Hôp., 27 janv. 1921.

3° Le mari et le beau-frère d'une femme atteinte d'encéphalite à Sarrebruck avaient eu le hoquet.

4° Homme de 62 ans, atteint d'encéphalite épidémique, caractérisée par douleurs intercostales très vives, secousses myocloniques, délire, insomnie, retention d'urine. Dans le courant du mois précédent la domestique de ce malade a eu le hoquet pendant trois jours. Il n'est pas besoin d'insister longuement pour démontrer combien ces observations sont peu probantes. Dans les trois dernières, un temps fort long, quinze jours, un mois, peut-être plus se sont écoulés entre le contage supposé et l'apparition de l'encéphalite. Pendant ce laps de temps le malade n'avait-il pas pu subir d'autres causes d'infection? Une conclusion positive est absolument impossible à tirer. Dans le premier cas, où l'observation est pourtant plus précise, un examen attentif ne trouve pas d'argument plus convaincant. Le frère aîné n'a pas eu le hoquet à la maison paternelle, mais au collège. Il n'y a sans doute pas eu d'encéphalite au collège et, en rentrant chez lui deux jours après sa guérison, il l'a communiquée à son frère. S'il y avait eu au collège la rougeole au lieu du hoquet, pourrait-on en inférer une identité causale entre la rougeole et l'encéphalite?

D. Existence du hoquet dans l'encéphalite léthargique

C'est aujourd'hui un fait bien connu que parmi les nombreuses manifestations de l'encéphalite léthargique le hoquet est un phénomène assez fréquemment signalé. Bien plus, il est même acquis que le hoquet peut y être un symptôme nettement prédominant.[1] Loin de nous l'idée de le contester d'ailleurs, grâce à ce que nous avons dit au début de cet ouvrage du mécanisme du hoquet il sera aisé de comprendre comment l'encéphalite léthargique le peut déclancher. Cette maladie, dont le virus dont nous ne voulons aucunement mesurer la nature, se rencontre, d'après les recherches expérimentales récentes de Levaditi

---

[1] Observation XXI.

et Harvier[1], dans la masse cérébrale et la moelle épinière, a la curieuse propriété de s'attaquer, plus ou moins passagèrement, aux différents noyaux gris des centres nerveux. On conçoit dès lors, que si ce virus vient, entre autres localisations, à lécher ce centre du hoquet que nous avons précédemment défini et situé, il puisse en résulter immédiatement un hoquet des plus typiques, constitué par la contraction spasmodique du diaphragme et de la glotte et rythmé, comme tout hoquet digne de ce nom.

Mais il est aussi une variété un peu spéciale de hoquet, pour mieux dire un pseudo-hoquet épidémique, sur lequel nous devons insister un peu, en raison des confusions auxquelles il a pu donner naissance. Le virus de l'encéphalite, en s'attaquant aux noyaux d'origine cérébro-spinaux de tout nerf moteur, peut déterminer dans les muscles innervés par le centre irrité des spasmes cloniques. C'est même de ce fait qu'est venue la dénomination d'encéphalite myoclonique,[2] si fréquemment usitée aujourd'hui. Eh bien, supposons donc que le virus s'attaque à une partie ou même à la totalité des origines d'un des nerfs phréniques, une myoclonie pourra se produire dans le territoire diaphragmatique qui relève de son action. Mais ce spasme ne sera pas accompagné de hoquet. Sa constatation a été fréquente et nombreux sont les auteurs qui ont signalé, entre autres myoclonies notées chez leurs malades, des myoclonies diaphragmatiques. Jusqu'ici, rien d'étonnant, mais il est aisé de concevoir que les anastomoses que nous avons signalées entre phrénique et pneumogastrique puissent avoir un rôle ; qu'éventuellement un spasme de la glotte puisse s'ajouter au spasme diaphragmatique et donner aussi naissance à un véritable hoquet. A ce titre, une observation tout à fait intéressante est celle de MM. Achard et Rouillard que nous avons reproduite sous le n° VIII.[3] Elle est intitulée

---

[1] Levaditi et Harvier, « Etude expérimentale de l'encéphalite dite léthargique », Annales de l'Institut Pasteur, n° 12, déc. 1920.

[2] Signalé par Sicard.

[3] Soc. méd. des Hôp., 10 déc. 1920.

„Hoquet Epidémique". Or, en la lisant nous avons été frappés par un certain nombre de détails: hoquet généralement incomplet, spasme prédominant à gauche — de temps en temps seulement apparition du bruit glottique. Spasmes cloniques de la paroi abdominale et du cou du côté gauche. Tous ces signes, nous ne les avons retrouvés dans aucune observation de hoquet épidémique franc. Ces clonies variées dans différents muscles, cette myoclonie à peu près unilatérale du diaphragme suffiraient presque à prouver qu'il s'agit d'une encéphalite véritable avec symptomatologie minima. Et, de plus, le fait que le spasme glottique ne répond pas à chaque spasme diaphragmatique ne peut s'expliquer qu'en admettant l'hypothèse que nous formulions tout à l'heure, c'est-à-dire que le centre d'association bulbaire du hoquet n'est pas touché et que le seul phrénique gauche est atteint, comme sont atteints les nerfs[1] moteurs des muscles du cou et de l'abdomen. Cette parenthèse close, revenons au fait fondamental; le hoquet peut être un symptôme de l'encéphalite. Est-il admissible d'en conclure que tout hoquet incoercible, est une manifestation encéphalitique? Evidemment non, il serait aussi peu raisonnable d'affirmer l'encéphalite sur la seule constatation du hoquet, que de diagnostiquer une péricardite ou une pleurésie diaphragmatique des apparitions de ce seul symptôme. Aussi sommes-nous obligés de conclure que cet argument est absolument sans valeur dans la démonstration qui nous occupe de l'identité originelle de l'encéphalite et du hoquet épidémique. Cherchons donc des faits plus convaincants ...

Nous en avons cherché, mais, il faut bien l'avouer, ce fut en vain; ainsi dans son étude M. Lhermitte[2], qui nous semble avoir voulu synthétiser les éléments un peu épars, de la théorie encéphalitique du hoquet épidémique, M. Lhermitte ne parvient pas à mettre en ligne d'autres

---

[1] Cette observation serait à rapprocher de celles produites par Sicard dans son article sur « L'encéphalite myoclonique », Presse médicale, 14 avril 1920. Observations I et V.

[2] J. Lhermitte, « Le hoquet épidémique », Presse médicale, 18 décembre 1920.

arguments que ceux que nous avons étudiés jusqu'ici: co-existence des deux épidémies, parallèlisme de leur évolution, succession de l'encéphalite au hoquet, phrénoclonies encéphalitiques, apparition de hoquet au cours de l'encéphalite. C'est tout, et c'est, il nous semble, un peu maigre. Aussi, avons-nous été surpris quand nous avons lu cette phrase, échappée sans doute à M. Lhermitte en manière de conclusion: „Il est difficile de trouver plus grande concordance entre des faits cliniques et il faudrait, croyons-nous, se montrer bien sévère, pour se refuser à un accord sur l'identité originelle du singultus épidémique et de l'encéphalite myoclonique"[1]. Cet argument ultime, cet appel adressé à la confiance des médecins, cette demande d'admission d'un postulat, transparaissait déjà un peu, il faut le dire, dans les communications d'autres auteurs. Il ne nous appartient pas de l'apprécier. Nous avons déjà montré comment, pour notre part, nous pensions pouvoir y répondre. Continuons.

Si le hoquet épidémique était une manifestation encéphalitique, ne serait-il pas au moins curieux, que cette manifestation restât absolument isolée, qu'elle demeurât toujours identique à elle-même au point de simuler une entité morbide? Certes, nombre de maladies revêtent parfois des formes larvées. Mais ces formes sont généralement variées, et présentent une échelle d'intensité croissante entre la gravité minima et celle des cas typiques. C'est tantôt un symptôme, tantôt un autre, qui occupe la première place. Ici, rien de semblable; le hoquet, toujours le hoquet, rien que le hoquet. Tous les autres signes cardinaux sont impitoyablement absents. Relisons les observations: Jamais de diplopie, ni de strabisme, ni de paralysie faciale. Point de douleurs intercostales violentes, pas de trouble de la parole, pas de somnolence; des réflexes absolument normaux quand ils ont été examinés. De même l'examen du liquide céphalo-rachidien pratiqué trois fois, deux fois par MM. Sicard et Paraf (observation III)

---

[1] J. Lhermitte, « Le hoquet épidémique », Presse médicale, 18 décembre 1920.

et une fois par M. Gautier de Genève (obs. IX, 5), n'a jamais révélé cette augmentation du taux du sucre (hyper=glycorachie) que tous les auteurs considèrent comme une manifestatian constante de la névraxite épidémique. Bien plus, la prétendue myoclonie phréno=glottique a toujours évolué dans l'isolement absolu. Aucune observation n'en révèle d'autres (à l'exception de celle d'Achard et Rouillard dont nous avons déjà fait justice). Et pourtant, comment concevoir que ce virus, dont les manifestations sont habituellement si variées, ce virus que Levaliti et Harvier nous ont représenté comme réparti dans tout le névraxe, puisse venir toucher à l'exclusion de tous les autres les points moteurs du diaphragme et de la glotte? Pareille hypothèse a déjà choqué MM. Logre et Heuyer.[1] „Il y a là, écrivent ces auteurs, une singulière électivité dissociée et parcellaire du virus sur un seul nerf de l'économie." Et alors même, en admettant à ce virus la propriété merveilleuse de pratiquer une dissociation physiologique aussi fine, comment pourrait-on expliquer que cette myoclonie phréno-glottique soit coordonnée et rythmée? Comment concevoir qu'alors que les clonies observées à la face, au tronc, aux membres ne semblent généralement pas réglées par des lois plus constantes que l'éclatement des éclairs au cours d'un orage, le diaphragme et la glotte se contractent toujours synergiquement et à intervalles chronométriquement définis? MM. Sicard et Paraf se sont bien aperçus qu'il y avait là un point tout particulièrement faible de leur théorie. Ils l'ont renforcée par une hypothèse: „ L'appoint probable des zones connexes de la région bulbo-cervicale, zones que nous savons être, par excellence, des zones localisatrices du rythme et de la cadence."[2] Une autre encore était possible, c'est que le centre d'association qui préside au hoquet est seul électivement touché par le virus encéphalitique. Mais toutes deux succombent à une même objection: Si le virus diffuse aux zones connexes de

[1] Logre et Heuyer, »Le hoquet épidémique«, Gazette des Hôpitaux, 18 déc. 1920.
[2] Sicard et Paraf, Soc. de Neurologie, 22 déc. 1920.

la région d'abord incriminée, comment se peut-il faire qu'il n'atteigne pas le centre de la toux ou celui du vomissement? Pourquoi ne voit-on jamais le hoquet s'associer à une toux ou à des vomissements cliniquement inexplicables et affectant le caractère nerveux? Et, d'autre part, si le centre du hoquet est seul atteint par l'encéphalite, pourquoi cette maladie, en quête de formes frustes n'a-t-elle pas provoqué une épidémie de toux ou une épidémie de vomissements parallèle à celle de hoquet?

Des considérations d'épidémiologie viennent encore porter atteinte à la théorie encéphalitique du hoquet. Dans les épidémies de scarlatine ou de diphtérie, par exemple, les cas frustes sont légion. Et pourtant, si l'ont voit couramment des malades atteints d'une forme fruste communiquer à des personnes de leur entourage une scarlatine typique, n'est-il pas au moins aussi fréquent de voir des scarlatineux transmettre à leurs proches une scarlatine fruste? Ici, rien de semblable. Tous les cas de soi-disant contagion, produits par M. Netter, cas que nous avons cités et dont nous avons déjà fait la critique, ont trait à des malades guéris du hoquet qui auraient transmis l'encéphalite, qui à son frère, qui à sa femme, qui à son patron. Jamais à notre connaissance la contagion réciproque n'a été signalée. N'est-ce pas encore en opposition formelle avec les lois de la pathologie générale?

Un dernier fait vient encore à la décharge de l'encéphalite inculpée dans la genèse du hoquet épidémique. Nous avons déjà signalé, en étudiant brièvement la physionomie de cette épidémie, que le hoquet a sévi avec une prédilection marquée sur le sexe masculin. Rivet, P. Blum, Sicard et Paraf, sont, avons-nous dit, absolument d'accord sur ce point. Or, l'encéphalite léthargique a prédominé nettement chez la femme. Sur 70 cas d'encéphalite observés, M. Netter [1] en notait 41 dans le sexe féminin contre 29 chez les hommes. De même, d'après M. Netter, „l'encéphalite choisirait ses sujets", elle s'attaquerait de préférence

---

[1] Netter, « Enseignements tirés de l'analyse de 70 cas d'encéphalite léthargique », Soc. méd. des Hôp., 26 mars 1920.

à des gens présentant des antécédents nerveux personnels
ou des tares héréditaires. Rien de semblable dans le hoquet, qui a frappé le plus souvent des hommes parfaitement
sains et à système nerveux exempt de toute sensibilité
particulière. Ne voilà-t-il pas encore là, une opposition
catégorique entre les deux affections ? Au sortir de cette
longue discussion, la théorie encéphalitique du hoquet
nous paraît avoir vécu. Comme d'autres hypothèses ont
été émises sur la pathogénie de cette épidémie, nous allons
maintenant les examiner à leur tour.

C'est le 2 décembre dernier que MM. Logre et
Heuyer firent leur première communication sur le hoquet
épidémique [1]. Ils apportaient un certain nombre d'observations encore inédites. Plusieurs d'entre elles, très
précises et très détaillées, ont été reproduites ici sous les
numéros IV et III. Ils insistèrent tout spécialement sur la
présence, constatée chez leurs malades, d'un malaise analogue à la grippe, accompagné de catarrhe des voies respiratoires supérieures et d'état saburral du tube digestif.
Ces remarques, jointes à la bénignité de l'affection, déter-
minèrent MM. Logre et Heuyer à rejeter la conception
alors dominante de l'origine encéphalitique du hoquet et à
proposer une interprétation nouvelle de cette curieuse épidémie ; Jusqu'à quel point les faits justifient-ils pareille
supposition? Telle est la question qui se pose tout d'abord.
Nous avons examiné à ce point de vue toutes celles de
nos observations qui présentent des détails suffisants. Sur
23 cas nous avons constaté 15 fois un état grippal signalé,
sous forme de malaise, de courbature, de fatigue ; 12 fois
il y avait un catarrhe respiratoire, 19 fois, enfin, un état
saburral des voies digestives. Tout cela n'aurait qu'une valeur très relative, car beaucoup d'observations sont encore
imprécises et des détails importants y ont été omis. Aussi,
l'opinion des différents auteurs qui ont fourni de leurs cas
des résumés synthétiques, nous paraît-elle beaucoup plus

---

[1] Logre et Heuyer, « Sur quelques cas de hoquet paraissant épidémique », Soc. de Neurologie, 2 déc. 1920.

sérieuse : MM. Sicard et Paraf parlent d'„un minimum de symptômes généraux : courbature et fébricité légère.“ M. P. Lafosse est plus affirmatif ; ses malades ont tous présenté des signes de catarrhe oculo-nasal, de l'inappétence, une sensation de fatigue anormale, parfois des vomissements et de la diarrhée. Les 43 malades de M. Biérent (d'Hellemmes) ont également accusé de la pharyngite, quelques troubles digestifs et un léger mouvement fébrile. Nos propres observations sont en parfait accord avec celles de ces auteurs. Aussi, dès le premier abord, la théorie grippale du hoquet paraît-elle s'appuyer sur des bases sérieuses. Mais il nous faut maintenant voir comment MM. Logre et Heuyer expliquent que la grippe puisse provoquer le hoquet.

Dès leur première communication sur ce sujet, ces auteurs proposèrent le terme de „grippe à forme phrénique“ pour désigner scientifiquement le hoquet épidémique. Mais ils n'expliquèrent pas assez nettement alors, comment l'action du virus pouvait se faire sentir sur les phréniques. Névrite de ces troncs nerveux ou lésion du névraxe ? Telle était la question qui se posait à tout esprit curieux. Aussi dans leur article paru postérieurement [1] sur le hoquet épidémique, ont-ils précisé leur conception en se livrant à un parallèle entre l'action sur le névraxe du virus encéphalitique et du virus grippal. Dès lors, leur thèse était claire. Mais, malheureusement, cette possibilité d'une localisation centrale uni-parcellaire que nous avons tout à l'heure, en parfait accord avec eux, contestée à propos de la théorie encéphalitique, cette possibilité, disons-nous, ils ont été amenés à l'admettre sans restriction pour soutenir leur hypothèse grippale. Nous ne voulons pas revenir à une discussion sur laquelle nous nous sommes déjà étendus longuement, aussi nous contenterons-nous d'enregistrer de nouveau l'invraisemblance de pareille assertion.

Un mot encore : il nous a paru que MM. Logre et Heuyer se sont, sans s'en apercevoir peut-être, laissés en-

---

[1] « Le hoquet épidémique », Gazette des Hôpitaux, 18 déc. 1920.

traîner dans une voie bien différente de celle ou s'emblaient les conduire leurs premières remarques. Leur „grippe à forme phrénique" ne paraît-elle pas la sœur cadette de cette „grippe à forme nerveuse primitive" dont M. Bosc (de Montpellier) entretenait, voilà plus d'un an, la Société Médicale des Hôpitaux?[1] Ce terme, il le proposait alors pour expliquer l'encéphalite léthargique. MM. Logre et Heuyer ne nous ont-ils pas ramené de la sorte bien près de cette maladie ? Si près même, que leur théorie puisse ne devenir qu'une variante de la première ? et, en face de ce résultat, ne faut-il pas incriminer la tendance qu'ont eue ces auteurs à demeurer trop exclusivement dans le domaine purement neurologique ? Nous le croyons et nous n'en voulons pour preuve que ce vomissement „de type nerveux" disent-ils, qui se serait produit „brusquement"[2] chez un malade, présentant un état saburral très net des voies digestives, accompagné de nausées. M. P. Blum de son côté déduit de faits analogues une hypothèse toute différente :

M. P. Blum, avons-nous déjà dit, considère que le hoquet épidémique est sous la dépendance de l'infection grippale et, tout particulièrement, d'un catarrhe pulmonaire et surtout gastro-intestinal. Ainsi que nous avons fait pour les autres auteurs, voyons jusqu'à quel point les faits fournissent une base à sa théorie :

Le dépouillement des observations donne des résultats absolument probants. Nous avons déjà vu combien fréquemment ont été notés l'état grippal et le catarrhe respiratoire, qu'il nous suffise d'ajouter que les troubles digestifs ont été rencontrés avec une constance encore plus grande. Pour notre part nous avons tenu à avoir sur ce sujet des renseignements absolument précis et au cours des interrogatoires de malades guéris que nous avons pratiqués, aussi bien que pendant les rencontres que nous avons eues avec nos informateurs, nous avons mis une insistance

---

[1] Bosc, Soc. méd. des Hôp., 26 mars 1920.
[2] Observation IV, 1.

toute particulière à faire préciser l'état des voies respiratoires et de l'appareil gastro-intestinal. Aussi nos observations cadrent-elles en tous points avec celles produites
par l'auteur.[1] Très analogues sont encore, ainsi qu'on peut
le constater, toutes celles où des détails sont fournis sur
le tube digestif. Mais, malheureusement, dans beaucoup de
cas, les auteurs n'ont pas poussé l'interrogatoire dans ce
sens et nombre d'observations, prises pour servir d'appui
à l'hypothèse encéphalitique, négligent, de la meilleure foi
du monde, les renseignements qui nous auraient été pré-
cieux. Pourtant chez un de ses malades,[2] le docteur
Gautier, affirme avoir constaté un hoquet „sans aucune
cause gastrique". C'est le seul cas où nous ayons relevé
une affirmation catégoriquement contraire à la théorie de
M. P. Blum. Aussi avons-nous attaché à son examen une
attention toute spéciale. Et, en définitive, il ne semble pas
qu'il faille se laisser trop émouvoir par cette observation.
Le malade, en effet, était atteint d'un état grippal des plus
nets: Il avait eu un frisson, présentait des malaises dont
la nature n'est pas spécifiée, sa température atteignait 38°
et, plus loin, l'auteur nous apprend encore que son patient
avait des quintes de toux. N'est-il pas alors plus que probable qu'il existait également, par ailleurs, un catarrhe
gastro-intestinal léger? Ce dernier peut parfaitement, du
reste, passer inaperçu d'un observateur qui n'en concevait
pas l'intérêt, puisqu'il croyait fermement à un hoquet
d'origine centrale. Il ne reste donc rien pour donner un
démenti à M. P. Blum et c'est à son opinion que nous
nous rallierons. Mais, peut-être serait-il bon, avant de tenter
l'explication du mécanisme du hoquet épidémique, de
définir un peu ce que nous entendons sous la rubrique de
grippe, quand nous affirmons l'origine grippale du hoquet.
Nous ne voulons pas comprendre sous ce terme une entité
morbide formant un chapitre bien limité dans les traités

---

[1] Soc. méd. du Bas-Rhin, 18 déc. 1920. Observations reproduites
ici sous le n° XII.
[2] Observation IX, 1.

de pathologie. C'est de la grippe saisonnière que nous voulons parler : De cette affection protéiforme et généralement bénigne qui se manifeste par poussées d'allure variable, par épidémies plus au moins localisées, une ou deux fois par an, surtout à la suite de pertubations atmosphériques. Un virus spécifique lui est encore inconnu. Et cela n'est pas pour nous étonner, tant serait invraisemblable qu'un agent unique pût présider à toutes ces formes. Aussi est-il infiniment probable que la grippe saisonnière est la manifestation d'une association d'éléments pathogènes de composition essentiellement variable. C'est la seule hypothèse logique qui puisse expliquer son extrême polymorphisme. Telle nous paraît avoir été aussi la conception de M. P. Blum.[1] Et pourtant, nous n'osons pas le suivre dans le parallèle qu'il tentait d'établir entre les épidémies de 1918, de 1919 et de 1920. Ainsi l'application qu'il a voulu faire à la grande épidémie de grippe de 1918 de la vieille hypothèse, en voie de résurrection d'ailleurs, qui est la théorie miasmatique, ne nous a pas séduit. Car, à vrai dire, nous ne voyons pas bien que l'épidémie précédente, celle de 89—90, ait pu avoir bénéficié à son origine de circonstances aussi éminemment favorables que celles de 1918. Sans vouloir nier le moins du monde l'influence prédisposante de la guerre, nous ne saurions tout de même l'incriminer comme cause efficiente. Sans doute, lors de ces épidémies formidables, qui ravagent le monde entier, le virus grippal est-il constitué d'une association toute spéciale d'agents virulents, mais les circonstances qui provoquent cette association nous échappent encore. Nous oserions encore bien moins considérer l'encéphalite léthargique comme une encéphaloplégie à virus grippal. D'autres que M. P. Blum ont pourtant défendu cette hypothèse, mais les recherches expérimentales encore toutes récentes de MM. Levaditi et Harvier paraissent être venu la ruiner. On ne saurait plus aujourd'hui admettre l'iden-

---

[1] Tel était déjà l'avis de M. Forget, professeur de Clinique médicale à la Faculté de Strasbourg, en 1860. Voir : Forget, « Principes de Thérapeutique générale et spéciale », Paris, Baillière, 1860, p. 463,

tité avec le virus grippal, d'un virus qui parait avoir sur le système nerveux une action exclusive, d'un virus qui pour sa propagation suit les troncs nerveux, d'un virus qui ne parvient à donner aux animaux de laboratoire que des lésions du névraxe. Ces objections, qui n'atteignent en rien le fond de la théorie, une fois posées, voyons comment la grippe saisonnière peut arriver à déclancher le hoquet. Voici comment nous concevons ce mécanisme : un sujet est atteint par la grippe saisonnière, présentant cette fois une localisation gastrique très fréquente. L'estomac est donc frappé de gastrite catarrhale simple. Or nous savons que l'inflammation du conduit digestif détermine fréquemment une inhibition de ses fibres musculaires. L'estomac de notre malade sera donc parésié. Etant atone, il sera dans l'impossibilité d'évacuer les aliments ingérés : donc stase gastrique. La flore, microbes et ferments, se trouvant alors dans un état d'activité exaltée, revêtant peut-être même, sous l'influence de l'association microbienne grippale, une composition spéciale, va provoquer une fermentation active. La poche gastrique se laissera distendre. Aussi incapable d'évacuer son contenu par le cardia que par le pylore, elle va fatalement comprimer le diaphragme. D'où excitation des extrémités des nerfs phréniques : d'où, par voie réflexe, le hoquet. Mais, si ce hoquet se trouve, par la compression qu'exerce à chaque secousse le diaphragme sur l'estomac, être un secours providentiel pour aider à l'évacuation gastrique, il aidera aussi, indirectement, à la distension gazeuse ; voici comment : à chaque spasme inspiratoire du diapragme, la glotte se contracte et ne laisse passer l'air qu'à la filière. D'où, avons-nous dit, la production du bruit de hoquet. Mais alors, il se crée fatalement un vide endothoracique, d'autant plus important que le hoquet est plus violent : l'air va donc pénétrer dans l'œsophage que rien obstrue à son entrée : il se produira donc à chaque secousse un peu d'aérophagie involontaire. Et, joint à la fermentation gastrique, cet élément n'est pas à négliger dans la production d'un hoquet incoercible. On conçoit donc qu'en l'absence de toute action venue du dehors, le hoquet doit continuer jusqu'au moment où, l'infection, ayant épuisé sa virulence, l'estomac pourra reprendre sa tonicité normale. Pareille conception est légitime. Il est facile de le démontrer: Le catarrhe gastro-intestinal, il est signalé partout. La stase gastrique, elle résulte des vomissements alimentaires souvent relatés par les observateurs. L'observation du docteur Dresch[1] en est une preuve frappante, l'ipéca lui a fait vomir des choux de Bruxelles ingérés la veille à midi. La dilatation gastrique, de son côté, a été notée fréquemment, sous forme de tympanisme abdominal, de bruit de glouglou survenant au moment du hoquet. Enfin, elle a été vue par M. P. Blum sur l'écran radioscopique. La fermentation, elle est le trait d'union obligé entre la gastrite, la stase et la dilatation gazeuse. Quant au hoquet, avons-nous dit, c'est la dilatation de l'estomac qui le provoque: nous n'en voulons pour preuve que les hoquets débutant subitement après les repas et ceux surtout[1] qui ont éclaté aussitôt après absorption abondante de bière (distribuée sans doute sous pression de gaz carbonique). D'autre part, cette distension, c'est sur les terminaisons des phréniques qu'elle agit et non sur les éléments nerveux de la paroi gastrique. Et cela résulte nettement de faits d'observation: car, il est fréquemment noté que le hoquet cesse pendant la nuit. Et cela se conçoit aisément, car dans les cas de distension moyenne, la modification de la statique thoraco-abdominale qui résulte du décubitus horizontal, doit fatalement diminuer l'intensité de la pression de l'estomac sur le diaphragme. Enfin la prédominance du hoquet chez l'homme, alors que la grippe est toute aussi fréquente chez la femme, vient encore, ainsi que l'a fait remarquer M. P. Blum, à l'appui de ce que nous avançons. La plus grande importance du diaphragme dans le sexe masculin et surtout l'amplitude de ses mouvements respiratoires, beaucoup plus accentués que chez la femme,

---

[1] Observation X.

permettent de concevoir que l'action de la distension stomacale sur le phrénique puisse trouver plus facilement moyen de s'exercer chez lui. Quant à l'aérophagie involontaire dans le hoquet, c'est un complément dont la théorie pourrait sans doute se passer, mais en tout cas il est trop logique pour que nous cherchions à prouver son existence. Malgré la netteté de cette démonstration, plusieurs objections restent encore possibles. Et, tout d'abord, on pourrait invoquer que, malgré la fréquence des grippes à forme gastro-intestinale, les épidémies de hoquet sont des exceptions. Cela est juste, mais dans le cas présent, ce n'est pas à une vulgaire grippe gastro-intestinale que nous avons eu à faire, mais bien à une affection à localisation gastrique élective. La preuve en est dans la rareté de la diarrhée au cours de l'épidémie et dans la grande fréquence de la constipation. Est-ce ainsi que se comporte d'ordinaire la grippe gastro-intestinale? Et, de même, il n'y a aucunement lieu de s'étonner de voir la grippe s'accompagner de fermentations gastriques intenses, car, si ce n'est pas le virus grippal qui agit, il est aisé de comprendre que toutes les espèces saprophytes, si nombreuses dans le tube digestif, profitent de l'état anormal, provoqué par le catarrhe grippal, pour se multiplier et travailler tout à leur guise. Il ne s'ensuit donc pas nécessairement qu'il faille ranger le virus grippal à la suite de la liste déjà longue des agents de la fermentation stomacale.[1] Un dernier fait reste à expliquer: comment peut-il bien se faire que l'aérophagie ne détermine pas, à coup sûr, un hoquet incoercible? D'abord, nous ferons remarquer que le hoquet est loin d'être rare chez les aérophages. Et puis, il est une grosse différence entre un estomac d'aérophage et un estomac de grippé: L'aérophagie est une affection nerveuse et la grippe une maladie infectieuse déterminant des réactions inflammatoires. Notre estomac grippé, parésié par le catarrhe, est, dès l'abord, hors de combat, il doit

---

[1] Voir: Cade, Précis des maladies de l'estomac, p. 281.

subir la distension, presque sans pouvoir réagir. L'aérophage, au contraire, dispose de toute sa musculateuse gastrique pour refouler les gaz qu'il a ingérés . . . Chacun sait qu'il ne s'en fait pas faute. Et pourtant, malgré de véritables salves d'éructations, l'aérophage présente souvent du hoquet. Ne voilà-t-il pas au contraire un argument de plus en faveur de notre thèse?

THÉRAPEUTIQUE

Nous avons pensé qu'il serait intéressant de clore cette
étude sur un court chapitre consacré à la thérapeutique
du hoquet épidémique. Des moyens infiniment variés ont
été proposés, qui, pour la plupart, ont rivalisé d'inefficacité.
Il est d'abord des malades qui se sont traités eux-mêmes
et qui ont utilisé les remèdes, ou plutôt les stratagèmes
universellement connus dans le peuple. L'un d'eux nous
a avoué avoir, pour se guérir, ingéré d'abord de la mie de
pain non mâchée, puis avoir, d'un seul trait et sans res-
pirer, avalé un plein verre d'eau. Pareille méthode avait
d'ailleurs eu le succès qu'elle mérite : le hoquet avait
persisté, un peu plus violent peut-être qu'auparavant.
Arrivons maintenant aux moyens médicaux. Une première
catégorie de médecins, ne voulant en rien préjuger de
l'origine du spasme phréno‑glottique, ont simplement
voulu agir sur ses voies de conduction. D'où l'idée de
provoquer l'inhibition ou l'excitation momentanée des nerfs
phréniques ou bien encore de provoquer un réflexe, supposé capable de suspendre le hoquet. Ce chapitre est
particulièrement riche et varié. M. Lhermitte a, dans son
article, que nous avons déjà souvent cité,[1] énuméré les
plus intéressants de ces moyens d'action : Tout d'abord, la
compression directe des phréniques sur les scalènes, l'application de sachets de glace sur la région latérale du cou
qu'ils traversent ou la faradisation de ces nerfs. Puis des
procédés agissant sur les terminaisons des phréniques : la
compression du diaphragme par flexion forcée des membres
inférieurs (Jödicke) ou bien au moyen d'un appareil (Boyer-
Rostan) ; la distension de l'œsophage proposée par Sicard
et Paraf ou celle de l'estomac (Kaimgiesser). Enfin ceux
qui cherchent à agir en déclanchant des réflexes : Tractions de la langue (P. Lépine), vessie de glace sur le creux

---

[1] Presse médicale, 18 déc. 1920.

épigastirique (Eloy), compression des globes oculaires (Sicard et Paraf) et même compression du nerf cubital (Bauzot), des membres supérieurs (Piretti) ou de la colonne vertébrale (Nothnagel). Citons enfin la percussion des muscles intercostaux et des attaches diaphragmatiques, le chatouillement axillaire, abdominal ou plantaire, essayés par Sicard et Paraf. Pourtant, malgré leur grand nombre, il semble bien qu'il faille peu compter sur tous ces moyens. MM. Sicard et Paraf les ont tous employés et, en manière de conclusion, ils rejettent comme absolument inefficaces la compression ou la faradisation des phréniques, la percussion des intercostaux et les diverses méthodes de chatouillement. Par contre, affirment-ils, la compression oculaire, les tractions rythmées de la langue, la distension mécanique de l'œsophage, le sachet de glace sur les régions cervicales latérales, la compression épigastrique ou thoracique au niveau des insertions du diaphragme, peuvent, chacun de ces procédés pour son compte, exercer chez tel ou tel hoqueteux une influence favorable, inhibitrice de la crise [1]. D'autre part, contrairement à l'opinion de ces auteurs, le Dr Railliet signale chez ses malades un arrêt temporaire du hoquet, succédant à la compression des phréniques [2]. Et, de son côté, notre camarade Masson, qui a essayé ce procédé sur le malade dont il nous a communiqué l'observation, obtenait aussi, pendant cinq minutes, l'arrêt des spasmes phréno-glottiques [3]. Nous ne pouvons donc, cette fois encore, partager absolument l'opinion de MM. Sicard et Paraf. Mais, dans l'ensemble, nous reconnaîtrons avec eux qu'il existe toute une série de moyens, d'une innocuité absolue, qui peuvent, dans quelques cas, procurer aux patients atteints de hoquet épidémique, quelques instants de répit. Ils valent à ce titre la peine d'être connus et essayés. Mais aucun d'eux ne saurait se targuer d'être une „Thérapeutique" du hoquet épidémique : palliatifs, certes, ils peuvent l'être, mais curatifs, jamais.

---

[1] Sicard et Paraf, Soc. de Neurologie, 2 déc. 1920.
[2] Railliet, Soc. méd. des Hôp., 30 déc. 1920.
[3] Observation n° XVIII.

D'autres, ne se souciant pas davantage de l'origine du hoquet épidémique, se sont contentés de dire: à spasme nerveux, médication nerveuse et antispasmodique. Et toute une série de médicaments est entré aussitôt dans l'arène. A dire vrai, ce furent toutes les drogues auxquelles la thérapeutique a l'habitude de recourir quand elle se sait impuissante à obtenir la guérison. Ce furent la belladone et l'atropine, le chloral, le chloroforme, le camphre, la valériane, l'opium et ses dérivés, y compris la morphine. Mais si, dans quelques cas, ils apportèrent une sédation souvent éphémère, le plus souvent leur emploi conduisit à un échec. Les auteurs sont unanimes sur ce point.

Il fallait chercher mieux. On pensa alors à appliquer au hoquet la thérapeutique de l'encéphalite léthargique que l'on supposait à son origine. Mais là encore les médecins eurent des déboires, car, dit M. Lhermitte, „la thérapeutique de l'encéphalite est une des plus décevantes et aucun traitement n'a fait sa preuve, alors que tous ont à leur actif des échecs multiples". Aveu d'impuissance s'il en fut. Parmi nos observations, nous avons enregistré une tentative déterminée sans doute par une conception analogue de l'étiologie du hoquet: celle faite à l'hôpital de Colmar et relatée dans notre observation n° XVII. Le malade fut traité par l'urotropine. Rien n'est venu prouver non plus l'efficacité de ce médicament. Une autre méthode s'offrait pourtant encore aux thérapeutes et elle devait leur occasionner moins de déboires. Elle fut à notre connaissance employée, presque en même temps, par MM. Railliet (de Reims), P. Blum et Dresch (d'Ax-les-Thermes). M. Railliet avait constaté chez plusieurs de ses malades un embarras gastrique très net. Logiquement, il devait s'attaquer à cet état gastrique: c'est ce qu'il fit en leur administrant purgatifs et vomitifs. Et sans doute fut-il satisfait du résultat, car, dans sa communication, après avoir parlé de la médication antispasmodique, il ajoute: „Plus de succès avec purgatifs et vomitifs". De son côté, M. P. Blum devait être conduit par la conception même qu'il avait acquise de la production du hoquet, à tenter une thérapeutique active, visant le mal dans sa racine. Et c'est ainsi qu'il fut amené à proposer, à la Société Médicale du Bas-Rhin, le traitement, que lui avaient enseigné la logique et l'expérience: la purgation de sulfate de soude (30 gr.), que, très judicieusement d'ailleurs, il complétait par l'administration, pendant les quelques jours suivants, d'un tonique stomacal à base de noix vomique, d'ipéca et d'anis. D'après ce que nous avons exposé sur la pathogénie du hoquet épidémique, nous ne pouvons nous-mêmes que souscrire à cette thérapeutique dictée par le bon sens: Purgatifs, vomitifs, stomachiques devront être la base du traitement du hoquet épidémique. Tout au plus ajouterons-nous encore un petit moyen qui n'a pas, que nous sachions, été essayé jusqu'ici: le lavage d'estomac, en évacuant le résidu stomacal en fermentation, tout à la fois avec les gaz déjà formés, ne pourrait-il pas être considéré comme une thérapeutique d'urgence du hoquet épidémique? Ne suffirait-il pas pour débarrasser rapidement le malade du symptôme le plus gênant de son affection et lui permettre d'attendre en paix l'effet curateur de la purgation? Si de nouveaux cas se présentaient, nous serions curieux de le voir essayer.

Cette thérapeutique gastrique du hoquet, disions-nous, a donné de bons résultats. Nous n'en voulons pour preuve que l'auto-observation, si suggestive, de M. le docteur Dresch[1], reproduite ici sous le n° X. Son robuste sens clinique, acquis par une longue pratique de la médecine journalière, ne l'a pas un instant trompé sur la nature de son affection. Sa prompte décision d'y porter le remède spécifique lui valut en vingt-quatre heures une guérison qu'il eût peut-être attendu huit jours de la *natura medicatrix*.

Ainsi, si le vieil adage conserve encore toute sa valeur, s'il est vrai que bien souvent *naturam morborum curationes ostendunt,* la thérapeutique ne vient-elle pas apporter à notre thèse, la plus précieuse des consécrations?

---

[1] « Un traitement du hoquet épidémique », par le Dr Dresch. Le médecin français, 15 févr. 1921.

CONCLUSION

Il faut écarter absolument du cadre du hoquet épidémique les hoquets purement symptomatiques qui ont pu être constatés au cours d'encéphalites léthargiques plus ou moins franches. Le véritable hoquet épidémique, qui n'est jamais accompagné d'aucun trouble nerveux, n'est, à notre avis, qu'une manifestation de certaines épidémies de grippe saisonnière. Cette affection protéiforme, déterminant cette fois une gastroplégie suivie de dilatation gastrique, pourrait, par l'irritation des terminaisons des phréniques, déclancher un hoquet réflexe incoercible.

Vu : Le Doyen de la Faculté :

G. Weiss.

Vu : Le Président de thèse :

L. Bard.

Vu et permis d'imprimer.
Le Recteur de l'Académie de Strasbourg :

Charléty.

Liste des ouvrages consultés ou cités dans le texte

Achard et Rouillard, « Hoquet épidémique », Soc. méd. des Hôp. de Paris, 10 déc. 1920.

Archîntre, « Etude sur le hoquet », Thèse de Paris, 1876.

Arthus, Précis de physiologie, Paris, 1920.

Barré, Union médicale, mars 1899.

Bénard, « Les formes légères et frustes de l'encéphalite épidémique », Soc. méd. des Hôpitaux, 20 févr. 1920.

Bertier, « Le hoquet », Gazette des Hôpitaux, 1905.

Bittorf, Berliner Klinische Wochenschrift, 5 avril 1920.

Blum Paul et A. Hanns, « Polioencéphalite polymorphe épidémique », Revue médicale de l'Est, 1920.

Blum P., « Le hoquet épidémique — Mécanisme, Pathogénie, Etiologie », Soc. méd. du Bas-Rhin, 18 déc. 1920.

Bosc F., « Dix-huit cas d'encéphalite épidémique (grippe à forme nerveuse primitive) observés dans la région de Montpellier », Soc. méd. des Hôp., 26 mars 1920.

Bouchut, « Traité de diagnostic et de séméiologie », Paris, 1883.

Brouardel et Gilbert, Traité de médecine, t. X.

Camerer, Gazette médicale de Paris, 1850, t. V, 3e série.

Cavasse, Gazette des Hôpitaux, 1867.

Chambard-Hénon, Lyon médical, 1890, t. III.

Charcot, Semaine médicale, 15 sept. 1886.

Charpin (d'Aix) : « Quelques cas de hoquet épidémique », Comité médical des Bouches-du-Rhône, 21 janv. 1921.

Chomel, Traité de Pathologie générale.

Collet, Précis de Pathologie interne.

Collet, Précis des maladies de l'appareil respiratoire.

Courmont P., Précis de Pathologie générale.

Daureillan, Thèse de Bordeaux, 1895.

Debove et Achard, Manuel de diagnostic médical.

Denance P., « Du hoquet incoercible », Thèse de Paris, 1908.

Dieulafoy, Manuel de Pathologie interne.

Dopter, « L'hyperglycorachie dans l'encéphalite épidémique », Académie de médecine, 2 mars 1920.

Dresch (d'Ax-les-Thermes), « Un traitement du hoquet épidémique », Le médecin français, 15 févr. 1921.

Dufour H., « Le hoquet épidémique », Soc. méd. des Hôp., 30 janv. 1920.

Economo, « Considérations sur l'épidémiologie de l'encéphalite léthargique et sur ses différentes formes », Archives suisses de Neurologie, vol. VI, fasc. 2.

Economo C., « Die Encephalitis lethargica », F. Deutich, Vienne, 1920.

Eloy, Article « Hoquet » du dictionnaire de Dechambre.

Euzière et Siméon, « Sur une petite épidémie hospitalière de hoquet », Languedoc médical, janvier 1921.

Gautier P. (de Genève), « Le hoquet épidémique », Revue médicale de la Suisse Romande, mai 1920.

Graves, « Leçons de clinique médicale », traduction Jaccoud 1863, t. II.

Guéneau de Mussy, Clinique médicale, 1874, t. I.

Huchard, Union médicale, févr. 1876.

Lafosse P., « Sur 15 cas de hoquet persistant », Soc. méd. des Hôp., 24 déc. 1920.

Landouzy, Traité de l'hystérie.

Larcher, Dictionnaire de médecine et chirurgie pratique, article « Hoquet ».

Levaditi et Harvier, « Etude expérimentale de l'encéphalite léthargique », Annales de l'Institut Pasteur, t. XXXIV, n° 12, déc. 1920.

Lhermitte J., « Le hoquet épidémique, forme singultueuse de l'encéphalite épidémique », Presse médicale, 18 déc. 1920.

Lhermitte J., « L'encéphalite léthargique », Annales de médecine, 1919.

Lœper et Forestier, Progrès médical, 15 févr. 1921.

Logre et Heuyer, « A propos de quelques cas de hoquet paraissant épidémique », Soc. de Neurologie, 2 déc. 1920.

Logre et Heuyer, « Le hoquet épidémique », Gazette des Hôpitaux, 18 déc. 1920.

Martinet, Diagnostic clinique, article « Hoquet ».

Micheleau P. E., « La grippe et l'encéphalite léthargique sont-elles en relations étiologiques ? », Gazette hebdomadaire des sciences médicales de Bordeaux, 16 mai 1920.

Monneret, Pathologie générale, t. III.

Netter, « Le traitement de l'encéphalite léthargique », Académie de médecine, 30 mars 1920.

Netter, « L'encéphalite léthargique », Presse médicale, 7 avril 1920.

Netter, « Contagiosité de l'encéphalite léthargique », Académie de médecine, 27 avril 1920.

Netter, « Enseignements tirés de l'analyse de 70 cas d'encéphalite léthargique », Soc. méd. des Hôp., 26 mars 1920.

Netter, « Le terrain dans les encéphalites infectieuses », Académie de médecine, 16 nov. 1920.

Netter, « Discussion de la communication de Sicard et Paraf », Soc. méd. des Hôp., 3 déc. 1920.

Netter, « Origine commune du hoquet épidémique et l'encéphalite léthargique », Soc. méd. des Hôp., 27 janv. 1921.

Nosereau, Journal de médecine, 1785.

Petges, « Hoquet épidémique », Soc. méd. et chir., Bordeaux 1920.

Poirier-Charpy-Nicolas, Traité d'anatomie humaine.

Railliet, « Le hoquet épidémique à Reims », Soc. méd. des Hôp., 30 décembre 1920.

Short, Gazette médicale, 1833.

Sicard, « Algies brachio-intercostales monosymptomatiques d'encéphalite épidémique », Soc. méd. des Hôp., 27 févr. 1920.

Sicard, « L'encéphalite myoclonique », Presse médicale, 14 avril 1920.

Sicard et Paraf, « Le hoquet épidémique », Soc. de Neurologie, 2 déc. 1920.

Sicard et Kudelski, « Discussion sur l'encéphalite myoclonique », Soc. méd. des Hôp., 30 janv. 1920.

Sicard et Paraf, « A propos de 27 cas de hoquet », Soc. méd. des Hôp., 3 déc. 1920.

Stæhelin (de Bâle) : « Encephalitis epidemica », Vortrag auf der Wanderversammlung südwestdeutscher Neurologen und Irrenärzte, Baden-Baden, juin 1920.

Tanquerel des Planches : « Traité des maladies du plomb », Paris 1839.

Testut, Traité d'anatomie humaine.

TABLE DES MATIÈRES

9 782329 088518